我家的散漫孩子是創造力隊長

用認知科學讀懂孩子內心、改變生活習慣、
提升學習成就感、培養獨一無二的優勢

韓國認知科學專家
李瑟基 著
賴姵瑜 譯

三民書局

推薦序

真正認識由於散漫而生活磕磕絆絆的孩子

現代社會錯綜複雜又發展快速，為人們提供諸多實惠便利，我們的生活環境也從此開始徹底改變。另一方面，過去我們意想不到的問題亦隨之出現。為了持續提供與享受便利，我們被要求用不同以往的方式生活。

其中一項不同是，比起過去，現在有更多東西要透過文字來吸收理解。用腦的工作變得比體力活多，密閉空間內的生活變得比開放空間多。還要記住許多規則，按照規矩行事。特別是聚在學校空間學習的學生們，這方面的要求更多。或許因為這樣，過去在教室不成特別問題的行為，現在有時會被指責是散漫、有問題的行為。

實際上，最近由於專注力不足或過動問題，與父母同赴醫院和中心求診的孩子正在增加。問題是什麼呢？真的不同以往，散漫孩子突然變多了嗎？不然，難道是環境因素？再不然，是學校框架下的學齡期才會出現的特別問題？看來並非如此。因為離開學校的成人也會顯示這類症狀。

最近，大腦沒有病理問題，卻聲稱專注力、判斷力、記憶力下降等而前來求診的成人也逐漸增加。由於難以集中精神，在日常生活中會感到嚴重不便，職場工作也格外痛苦吃力。這類人被診斷為注意力不足症(attention deficit disorder, ADD)，而非失智或輕度認知障礙，原因是什麼呢？

我認為可以從本書中找到解答。因專注力問題而來求診的病人，從小就長期經歷相同症狀。但在小時候不特別覺得是問題，或者不認為是需要治療的症狀。經過長時間折磨，直到最近才來醫院求診。令人遺憾的是，如果幼時提早知道這樣的症狀且加以治療，生活應該會更幸福自在。

本書以「認知科學」的理論為基礎，詳細說明作者與ADHD、失讀症孩子們的諮商經驗與實務技巧。不只是育有專注力低或過動障礙孩子的父母，只要為人父母，都強烈建議讀一讀這本書。藉由此書找到孩子隱藏的潛能，幫助孩子良好成長，這也是父母送給子女的最佳禮物。

尹雄勇（韓國腦波神經學會會長、神經科專科醫師）

序言

散漫行為不是孩子的錯，也不是父母的錯

我在工作中經常遇到日常生活裡備感辛苦的孩子與父母。第一次前來諮商室的家長，往往愁容滿面，主要傾訴的是周遭對孩子的異樣眼光、對未來的擔憂，以及自己把孩子養成這樣的自責。然而，這不是孩子的錯，也不是父母的錯。

基本上，比起成人，孩子們的專注時間短，活動量大。但是，同齡兒之間確實有些孩子與眾不同。有的孩子超級活潑，精力充沛，父母難以招架；

有的孩子不管做什麼都慢吞吞，要他做事卻只發呆發愣，令父母憂心忡忡。即使教導之後有所改進，也只是一時而已。這些孩子的父母往往自責道：「是我教得不對嗎？只有我養不好孩子嗎？」

你聽過「養育效能感」嗎？簡單來說，父母擁有的育兒自信心，就是養育效能感。「我很會養孩子嘛，我做得很好！」愈是這樣想，養育效能感愈高。如果孩子聽父母的話，按照父母的引導成長，父母的養育效能感會很高。但是，如果孩子不聽話，教了也僅限一時，那會如何呢？

一九九〇年，美國心理學家瑪莉蓮．費雪(Mariellen Fischer)發現，孩子散漫又衝動時，父母的養育效能感非常低，養育壓力也很大。尤其，孩子常常把說的話當耳邊風，無法對話溝通，父母的自責感與憂鬱程度都偏高。然而，這類孩子的散漫行為是與腦功能有關的問題，不是父母的教養方式錯誤，也不是孩子無視父母的教導。

突然成為問題的散漫特質

今日我們熟悉的ADHD，即「注意力不足過動症」(attention deficit hyperactivity disorder)一詞，直到一九八〇年才首度登場。在此之前，人們以為散漫又衝動的孩子單純只是沒禮貌，愛調皮搗蛋，後來才得知是因為先天或後天的因素而產生的腦功能問題。注意力不足，不是一九八〇年以前完全沒有，卻在某一天突然出現或擴散的疾病。而且，隨著國家與文化的不同，診斷標準也有所差異。在歐洲，尤其英國，惟有注意力不足的症狀非常嚴重，導致日常生活有困難時，才會被認定為病症。

最近有人討論，建議將ADHD的D改為「失調」(dysregulation)，而非

「不足」（deficit）。特別是韓文中使用「障礙症」一詞，對父母來說，很容易感受到壓力；英語中使用意思為不穩定的「disorder」一詞，與意近身體殘疾的「disable」存有差異。換句話說，關於散漫行為的討論眾說紛紜，從何種程度開始視為障礙，也是意見分歧，但共通看法是注意力不足的症狀與腦功能、天生氣質有關。

被診斷為ADHD的兒童，從幼兒期開始就顯現氣質特徵。例如，孩子的父母們會說，孩子有日夜顛倒的睡眠困難，或者隨時可能摔倒受傷，一刻也無法移開視線。原本抱著「孩子都是這樣」、「他精力太旺盛」的心態，但自從上了幼稚園[1]，開始團體生活之後，孩子經常表現出與同齡兒不一樣的

1 譯註：韓國的幼兒托育機構類似臺灣舊制，區分為以托育性質為主的「托兒所」（〇至六歲）和以教育性質為主的「幼稚園」（三至六歲），臺灣則在民國一〇一年後將兩者整合為「幼兒園」，未滿二歲兒童的托育服務另由托嬰中心辦理。

行為而備受關注。

為配合團體生活，孩子必須長時間安靜坐著，專注聆聽老師說的話，遵守秩序與規矩，但散漫又衝動的孩子們，從入學第一天起就擅離座位，突然發出聲音，引人側目。因此，他們常常遭到指責，被貼上問題兒童的標籤。

但是，散漫孩子真的只有不好的一面嗎？

請關注孩子閃閃發亮的潛能

不管去哪裡都引人側目，有時還會遭到怒視的散漫孩子，我想談談他們具有的特殊潛能。實際上，最近許多研究都在關注散漫孩子擁有的創意才能。二〇一七年《哈佛商業評論》（*Harvard business review*）一篇題為〈擁抱「不標準」人才：神經多樣性人才，增添組織新優勢〉（Neurodiversity as a competitive advantage）的報導中，講述了世界級資訊科技企業谷歌、微軟、福特，如何發掘被診斷為ADHD、失讀症[2]、亞斯伯格症候群等的神經多樣性人才，且實現革新的過程。每個人的天賦不同，擁有「以不同方式運用」頭腦的人，展現了「不同能力」（differently abled）的活動面貌，所以能夠提出新的可能性。

本書偏向認為散漫不是「應該矯正」，而是「應該善用」的特質。若是這樣，關注點將會放在孩子獨特行為的原因，以及伴隨而來的潛能。雖然孩子的散漫無法在一夕之間矯正，但本書內含身為父母如何理解孩子的心，以及如何培養孩子優勢的方法，還討論了許多父母在諮商室分享的煩惱、最想

2 譯註：失讀症（dyslexia），又稱為閱讀障礙、讀寫障礙。

知道的疑難問題、日常生活或學校生活中遭遇的困難，以及解決方案。

能夠長時間照顧孩子，理解散漫行為中隱藏的認知特性，將其缺點化為優點的人，只有父母而已。希望本書能對正在度過人生中最重要時期的孩子與父母們有些微幫助。

李瑟基（修仁齋頭腦科學盆唐中心主任）

我的孩子，真的是散漫孩子嗎？

注意力不足簡易診斷

請勾選過去六個月孩子在家的表現行為

項　目	勾　選
做學校作業或其他作業時犯錯或粗心大意	
寫作業或玩耍時無法長時間集中注意力	
對自己說的話也充耳不聞	
不是反抗或不懂，但無法完成學校或課後輔導的作業	
無法好好完成作業或收拾整理	
想要迴避或拒絕需要持續集中精神的作業	
容易受外界刺激影響而分心	
經常弄丟必要物品（作業、聯絡簿、玩具等）	
日常事務不時忘東忘西	

本表為了解孩子散漫情形的簡易診斷表，並非 ADHD 的確診工具。

過動簡易診斷

請勾選過去六個月孩子在家的表現行為

項　目	勾　選
坐著時揮手舉足或扭動身體	
在課堂上跑來跑去	
到處跳躍和攀爬	
行為像是上了馬達	
難以忍受安靜玩耍	
嘰哩呱啦話很多	
問題結束之前就搶著回答	
無法排隊等候	
插手別人的事	

本表為了解孩子散漫情形的簡易診斷表，並非 ADHD 的確診工具。

勾選四個以上： 需要對注意力不足／過動行為進行精密檢查。這種情況下，可能會出現難以適應學校的情形，所以最好盡快介入。

勾選未滿四個： 問題不顯著。但此自我診斷表並非 ADHD 的確診工具。如果認為孩子有專注力下降或散漫的情形，請接受專業檢查。

目次

第一部分　真的是散漫孩子嗎？

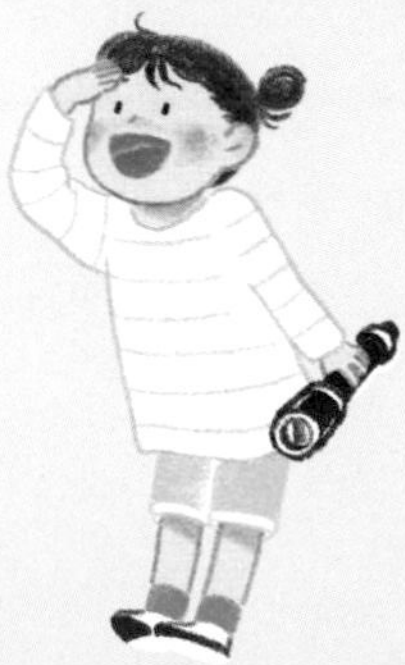

第二章　為何孩子散漫？

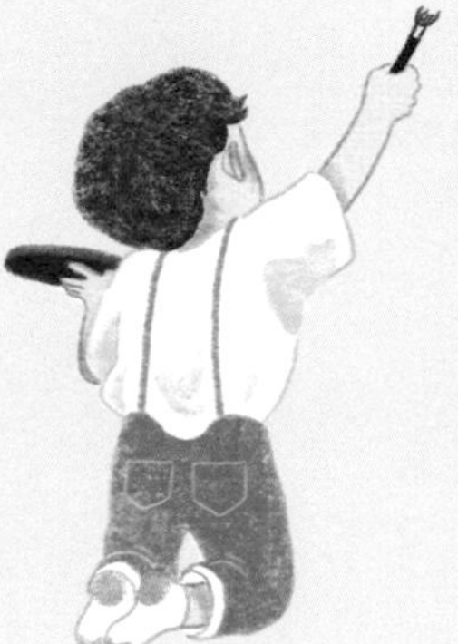

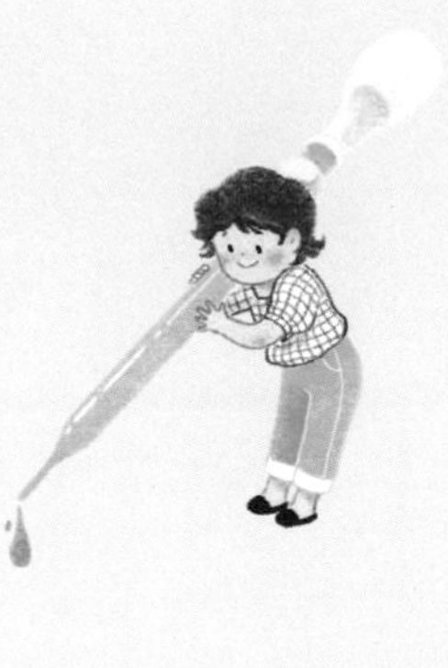

第二部分　散漫孩子的偉大教養

第三章　培養孩子潛能的方法

第四章　從問題行為培養潛能

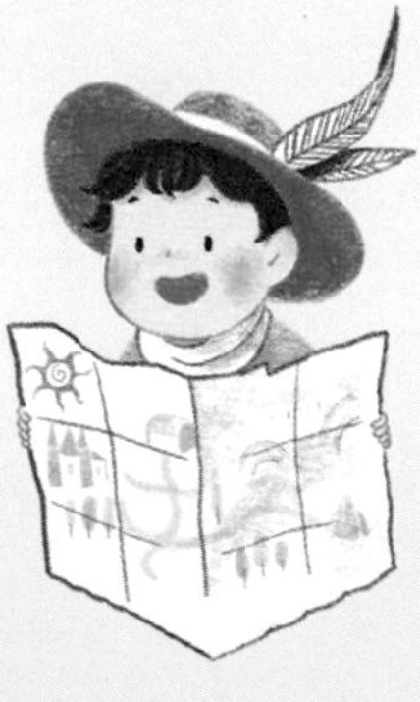

第五章 順利圓滿的學校生活

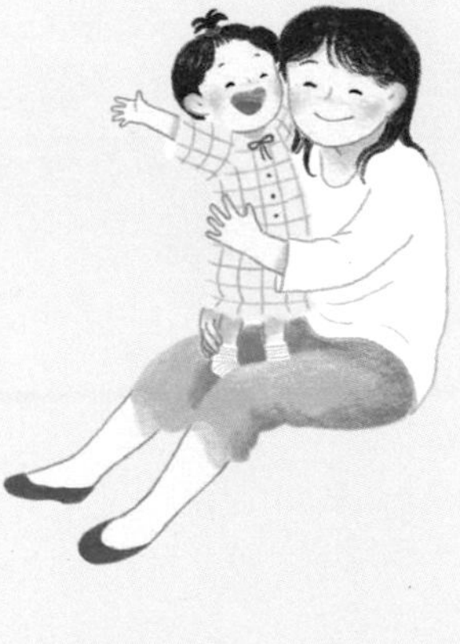

第一部分

真的是散漫孩子嗎？

第一章

任誰看都是散漫孩子 vs. 文靜的散漫孩子

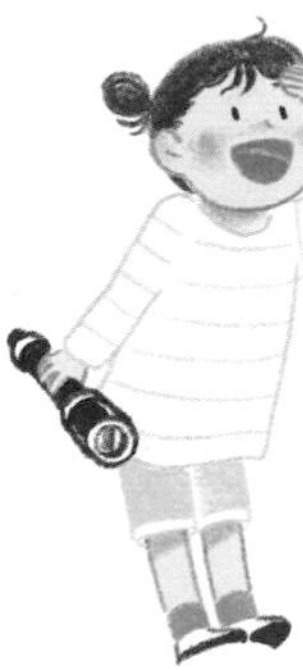

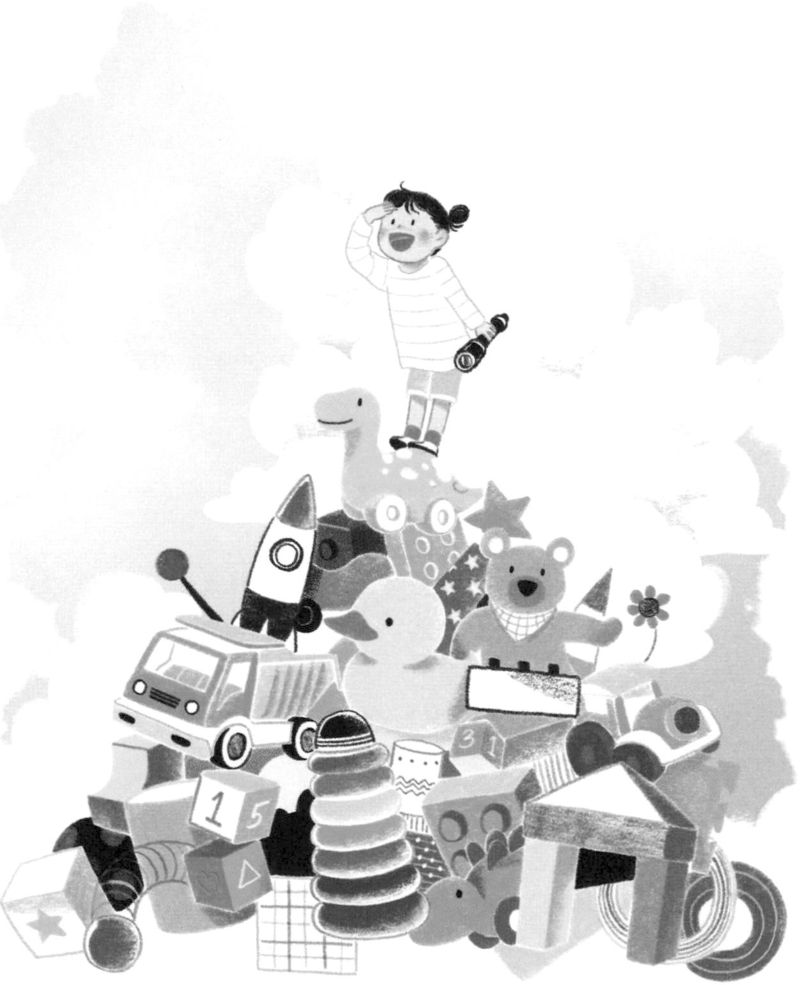
3 1
1 5

孩子媽媽，這孩子好像有點不一樣

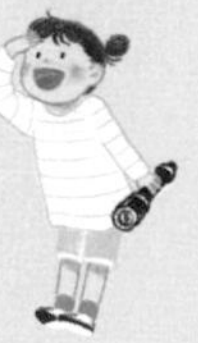

四月某一天，幼稚園門口擠滿家長。忙著趕到孩子教室的腳步聲此起彼落，今天是公開授課教學日。教室裡人頭攢動，老師說話的聲音比平日更清亮高亢，孩子們正在側耳傾聽。

家長們露出欣慰表情的瞬間，只見到孩子們的後腦勺，唯有志安露出白皙的臉龐。他四處張望，若無其事地輕輕碰觸隔壁同學的手肘。隔壁同學似乎習以為常，用另一隻手臂包覆手肘，背向志安轉身坐下。志安再度東張西望，他發現媽媽後，立刻舉手揮了揮，向媽媽打招呼。

「現在該怎麼辦？」

臉上一陣火熱之前，志安已經從座位上跳起來，大聲喊道：

「媽媽！」

我滿臉尷尬。雖然他在家裡也不是個文靜孩子，但我總是往好的方向想，「雖然如此，過集體生活時應該沒關係吧」、「長大後會變好吧」、「其他孩子也是那樣吧」，一路撐了過來。今天看到志安在其他孩子之中明顯與眾不同的模樣，內心覺得很鬱悶。「啊，他好像是那孩子。」「看起來是這樣。」我彷佛聽到這些竊竊私語的聲音。

「是因為生孩子後身體疼痛，早期沒辦法多抱抱孩子才這樣嗎？」「是因為懷孕期間承受壓力嗎？」母親的罪惡感可以追溯到懷孕初期。有一天，親戚長輩說：「會不會是妳太寵孩子了？」那句話再度縈繞在腦海裡。孩子已經長這麼大了，但我心裡突然很害怕，擔心自己不是一個好媽媽。

在公開課堂上，我決定別想得太嚴重，孩子只是向媽媽打個招呼而已，但志安只要去遊樂場，孩子們都會紛紛走避的模樣，托兒所老師含糊說著孩子有點頑皮的臉龐，再度掠過腦際。「是否我對志安太不了解？」我心裡想著。同齡兒的日常生活如何，志安究竟與他們有何不同，我越來越好奇，有時還想暗中透過監視器來觀察年齡相仿的孩子。

志安啊，為什麼會這樣呢？

長大一點會不會變好呢？

「學校老師聯絡我面談。」

通常一堆諮商會擠在三、四月[3]。托兒所、幼稚園、學校等新學期開始

3譯註：韓國學制是每年三月新生入學。

後，感覺只有自己的孩子顯得突出，或者在老師直接勸說下，許多人前來尋求諮商。在諮商過程中，「我的孩子是不是真的有問題？」從家長們的說話聲中，慌張心情盡顯無疑。他們也說，看著鉛筆盒裡滿是處處留有齒印的鉛筆，就苦惱心想其他孩子也是這樣吧，或者長大一點就沒事了吧。

大部分的父母聽到孩子周圍有人說：「他不太一樣」、「這孩子非常調皮，凡事都很好奇。」起初不會嚴肅以對。當然，現在有越來越多家長會關心孩子在學校或幼稚園裡發生的每一件小事，對於求助少兒青少年精神科或心理中心的恐懼已減少，一旦出現問題就立刻接受心理檢查。但大部分的人還是抱著「長大就沒事」的希望，先安慰鼓勵孩子。

藉由大眾媒體，現在ADHD已經廣為人知，不再是一個陌生的疾病。但是，電視上出現的ADHD孩子，大多表現出過激的暴力傾向，所以許多父母會想：「雖然孩子有點散漫，但沒那麼嚴重，應該不是ＡＤＨＤ。」

由於電視節目中呈現的例子，往往比實際臨床觀察到的情形更嚴重、更戲劇化，導致家長們可能對ＡＤＨＤ產生誤解。所以，很多父母拿電視上看到的形象為基準，判斷孩子是否為ＡＤＨＤ。但用這種方式判斷「孩子還不到需要治療的程度……」可能只是父母如此希望而已。

父母不易察覺孩子症狀的理由

在尋求諮商的過程中，家長們大多表現出雙重情緒。一方面心想，確切發現孩子的問題是散漫，只要解決就好了，另一方面又不安地想著，如果檢查結果顯示孩子的情況不好，那該怎麼辦。

下面是一名母親的電子郵件來信，她的孩子不久前剛上小學：

我的孩子在想得到老師關心時，會故意耍賴哭鬧或調皮搗蛋，做出意想不到的舉動。所以，比起認為這孩子充滿好奇心，班導師更將他視為問題兒童。孩子說要做實驗，把水彩摻水後連同棉花裝碗，放在置物櫃裡，副班導認為這樣的舉動很奇怪，還拍照傳給我看。他看書或玩樂高時非常專注，但上課時似乎很辛苦。

雖然家裡已經充分教導，但孩子依然不容易跟上進度，就算是基本習慣，同樣的話還得一直重複地說，身為媽媽的我也感到疲憊不堪。此外，有時孩子會反覆詢問已能充分自行思考的事情。比如說，今天星期幾或簡單物品的用途之類。

他單純只想得到大人的關心嗎？明明知道作業一定要寫、教室有必須遵守的禮節、刷牙吃飯有一定的規矩，但他總是想要擺脫框架，感覺沒辦法好好建立生活習慣。父母用愛包容固然重要，但就像不知道鈕子從哪裡開始扣錯了，光是自責也不是辦法一樣，所以想請求諮商。

從這篇簡短文字中，也能感受到母親的憂心。雖然知道孩子散漫，一方面對於把孩子視為問題兒童的班導師，心裡略有埋怨且不是滋味；另一方面，自己身為父母是否教養不當，內心又感到自責。

檢查結果顯示，這個孩子的嚴重程度遠超過ADHD的診斷標準，但父母理性了解檢查結果的同時，還是難以完全接受。很多父母就像這樣，在難以客觀了解孩子症狀的情況下，為了消弭混亂心緒，半信半疑地前來諮商。

父母難以客觀判斷孩子症狀的原因為何？雖然散漫、過動等症狀會越大越明顯，但過程緩慢，歷經很長的時間。若是會在無意識狀態下反覆身體動作或發出聲音的間歇性抽動(tics)，因為症狀會突然發生，引人注目，所以容易立即察覺。然而，就像溫水煮青蛙，青蛙渾然不知身體被煮熟一樣，注意力散漫的問題是長時間慢慢進行，常常家人都要等情況嚴重時才注意到。

所以，父母很難客觀評估孩子的ADHD症狀。為了了解ADHD標準而進行問卷調查時，父母更常比班導師給予孩子行為正面的評價。原因是父母長時間與孩子在一起，已經「適應」對於孩子行為的不舒服感受。因此，比起父母自行診斷，更重要的是藉由專家意見、確切檢查和諮商等方式，客觀正確地掌握孩子的情況。

任誰看都是散漫孩子

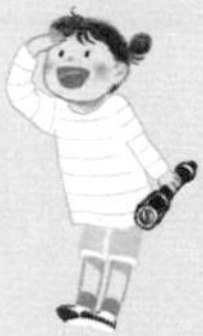

他是實歲將滿五歲的男孩。他一刻都靜不下來，要他坐著就身體扭啊扭，不時觸碰旁邊的人，或者不停摸東摸西。經過托兒所走廊時，也會沒事碰一下旁邊的東西。三歲時，托兒所的老師有時會告訴我，孩子經常招惹其他人，所以同學們不喜歡他。

尤其，在與朋友發生衝突的情況下，他會先動手，而不是用說的，東西絕對要搶到手，偶爾還會打同學。儘管告訴他很多次，不管怎樣都不能打人，還是沒有用。有時候，感覺他想要從高處跳下來，或者喜歡做危險行為。如果邀請他一起做某件事，他會說知道了，然後立刻開始做腦中想到的事。例如，如果約好一起寫作業，他會說知道了，然後坐到書桌前，但突然看到玩具的話，就會說要先組合玩具，或者看到彩色筆，就會先著色再繼續做別的事。

四歲以後，幼稚園老師喚他也不回答，在學習的時候雖然聰明，但與同齡孩子相比，專注力較為不足。衝動行為或專注力不足是先天氣質問題，還是後天環境的問題呢？在我看來，他非常的散漫，但周圍的人都說這年紀的孩子全是那樣，沒有關係。儘管如此，我還是擔心，請問什麼時候接受檢查比較好呢？

刺激尋求傾向強烈的孩子

做出與朋友打架、想從高處跳下等危險行為的孩子，真的沒有關係嗎？

若是這種程度，任誰看都會說他是個散漫且衝動性強的孩子。這類孩子的神經細胞活動過度活躍。也就是說，氣質方面有高度的刺激尋求傾向（sensation seeking tendency）。衝動抑制力弱的孩子看到新事物時，非得立刻滿足好奇心才罷休，所以往往表現出手忙腳亂的模樣。被診斷為ADHD的孩子，四名中有三名表現出類似的顯著過動問題。他們對於刺激過度敏感、對於周圍的噪音或光線反應敏銳，所以經常錯過真正需要專注的內容。

在這種情況下，應盡快透過檢查找出解決孩子問題行為的線索。原因在於，若與托兒所同學或老師的相處反覆出現問題，社會性發展可能會遭遇巨大困難。例如，與朋友們的互動、從對方的表情或言行來察覺意圖、傾聽大人說話等，這些孩子成長過程中必須完成的各種發展階段，可能因氣質問題而無法正常發展，招致社會孤立。因此，最重要的是父母能在早期掌握這類刺激尋求傾向強烈孩子的特性。那麼，線索隱藏在日常生活何處呢？

具刺激尋求傾向孩子的七大特徵

1. 孩子難纏愛挑剔，教養極為辛苦

刺激尋求傾向強烈的孩子從幼兒時期就開始顯露各種特徵：容易發脾氣、貪愛巧克力或餅乾等甜食、情緒善變、不守規矩，像與父母鬥氣似地表現出固執模樣，必須狠狠訓斥才能控制局面。結果是父母與孩子的情緒都越來越激動。

2. 孩子無法靜靜等待

特別難以靜靜坐在一處等待。即使在人多的客運站或醫院候診室，也會像玩捉迷藏一樣到處溜達，讓父母提心吊膽。排隊等餐時，有時還會捉弄站在前後的無辜孩子。因為沒耐性，有時會插隊或不好好聽人說話，被誤會為藐視他人或個性自私。此外，由於體會到成就感的經驗較少，若無立即獎勵，經常連起頭本身都很難。

3.大人說話時總愛插嘴

刺激尋求型孩子總愛在別人說話時插嘴攪局。課堂上突然插進老師的話，得意洋洋說著課程內容，卻遭同學揶揄嘲笑，或者在小組課程時搶其他孩子的話，經常發生爭吵。看起來像是不懂察言觀色，嚴重時還可能成為霸凌等校園暴力的受害者。

4.老是做出無厘頭的行為

自己想出風頭，屢屢在不適當的場合，說出奇言怪語搞笑，或者在課堂上抓老師話柄，行為舉止像在唱反調。看似喜歡受到朋友矚目，即使挨罰也效果不大，時常被老師或同學貼上「問題兒童」的標籤。隨著年級升高，會因為自己先前做過的行為而很難交到朋友。

5.爭強好勝

由於求勝心太強，任誰看都是自己不對的事也否認到底或強辯。而且，不管在哪裡都想當老大，大喊大叫，好像不懂什麼是適度的行為。與朋友們玩桌遊時，先前說好的約定似乎忘得一乾二淨，任意更改規則，所以很難與朋友和睦相處。

6.只學自己喜歡的東西

由於不是智力有問題，所以課業良好的情形也不少。只是成績起伏比較大，常見只專注在自己喜歡的科目，沒興趣的科目就荒廢不顧的傾向。實際上，智力測驗獲高分的孩子，到小學為止父母比較少煩惱孩子學習的事情。但進入國中、高中後，上課方式改變，需要學習的科目也增多，成績常有突然下降的情形。

7.一再重複明顯的謊話，卻改不了

即使常常因為明顯的謊話而挨罵也改不了。沒去補習班說去過，或者偷偷拿走別人的東西，卻說是別人給的。認為只要擺脫眼前既有的情況，問題就能解決，所以常常想得不遠，只是隨時臨機應變。缺乏多方觀察自己面臨的情況與靈活思考的能力，所以無法預測自己的行為會帶來什麼樣的結果。

有時，還喜歡吹噓自己去過外國，但其實沒去過，用這類自我炫耀型謊言來博得關注。

文靜但其實散漫的孩子

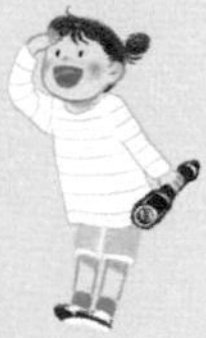

我的孩子是小學三年級男生。到現在還不太會整理自己的東西，總是說朋友很多，但依我看好像沒那麼受歡迎。孩子的個人性向，從好的方面來看是超級樂觀，從不好的方面來看是有點愚鈍。

他在家裡會好好寫作業，念書也很認真。但學校老師說孩子在課堂上經常發呆，與同學們的關係也不好。我費心引導孩子預先學習，但中間還是會出錯，同學一開始以為：「他很厲害吧？」慢慢又覺得：「好像不是這樣……」就疏遠了，如此反反覆覆。想說跆拳道、玩直排輪對交朋友有幫助，但他學不到兩個月就拒絕了。我自己也覺得他的身體活動發展得晚。他很膽小，不久前才開始盪鞦韆，很擔心他運動神經太遲緩，以後入伍或出社會將遇到困難。

如果得到的成績不及用功的程度

這個孩子在家中也認真學習、聽父母的話，但得到的成績卻不及用功的程度，所以來做檢查。與刺激尋求傾向強烈的孩子不同，他該做的事情全都做了，卻總覺得哪裡缺少2%。因此，父母很難清楚指明孩子的問題，反而為默默做了一切的孩子覺得心疼。

實際上，在研究或諮商過程中，經常遇到外表看來文靜，內心卻非常散漫的孩子。甚至，比起散漫表現在外的刺激尋求型孩子，他們的問題常常更深層、歷時更久。幾經波折後才接受心理檢查，但意料之外的結果往往令父母大受衝擊。諸如此類的案例讓人遺憾，這些孩子有哪些問題呢？

安靜型ＡＤＨＤ？

被診斷為ＡＤＨＤ的孩子中，四人之中有一人是注意力不足型ＡＤＨＤ。換句話說，亦可稱為「安靜型ＡＤＨＤ」。這類孩子的覺醒度(arousal level)低，不會做出引人側目的問題行為，所以周圍的人很難察覺，從而錯過治療時機或難以接受適當檢查。此外，他們無法培養對於周圍刺激的注意力，反應緩慢，在「維持」注意力方面遭遇困難。他們被評價為「慢吞吞的孩子」，學業成績結果比智能差，父母往往從外部尋找問題原因，例如是否應該多補習。

因此，隨著年級升高，安靜型ＡＤＨＤ孩子們常有成績與自尊心同時下滑的情形。小學低年級時，不負父母期待就是很大的心理獎勵。然而，隨著補習日程與壓力越來越繁重，孩子變得心浮氣躁，成績結果不如預期，自己感到失望，與父母之間的矛盾也日益加劇。

更大的問題是，可能認為孩子處於青春期才這樣。安靜型ADHD孩子的主要特徵之一是「安靜，但經常陷入空想」，所以與青春期想要擁有屬於自己時間的模樣類似。但從孩子的立場來看，內心鬱悶又自信心下降，卻不知道該向誰求助，很難得到適當的治療。因此，惟有盡快掌握孩子的症狀，才能解決情緒發展、自尊心、社會性問題。

安靜型ADHD孩子的七大特徵

1.同樣的話一說再說，也不知道是否聽懂

才剛聽到的話也沒做到，問題反覆出現，彷彿是與父母唱反調。或者沒有好好理解，只是敷衍回應，最後把事情搞砸。

2. 不知輕重緩急，似乎缺乏時間概念

每次準備上學都與父母起爭執，弄得手忙腳亂。早晨時間，每個人都在忙，父母內心焦急，但孩子卻時常拿著牙刷呆呆站在廁所鏡子前。雖然每天準備上學，但孩子還是搞不清楚要先做什麼，只顧著整理無關緊要的東西，所以經常挨罵。而且，他總是認真努力，卻沒有得到相應的結果。

3. 無法深入思考，不太懂規則

搞不懂遊戲規則，導致其他孩子誤會，自己做錯，反而滿腹委屈氣呼

呼。對於需要專注精神的閱讀、複雜的計算、拼圖、積木等不感興趣，經常表現出迴避姿態。小學低年級時期擅長單純的運算，但對於高年級後接觸到的敘述型問題，顯得特別弱。

4.同窗一學期還不知道隔壁同學的名字

檢查結果不是記憶力有問題，但總是重複類似的問題：無法記住同窗一學期的隔壁同學名字、無法及時準備好該帶的物品，或者寫作業或活動時經常忘東忘西。

5.時常不小心打翻水或弄掉杯子

雖然有個別差異，但大部分的手部動作不精細，較粗略。這是由於大肌肉和小肌肉整體無法協調發展所致。因此，運動神經顯得較差，膝蓋或手肘經常受傷。問他為何受傷、在哪裡受傷也搞不清楚，原因是小肌肉和大肌肉在調節上有困難，所以日常生活中會撞東撞西。由於肌肉調節能力差，寫字困難且字體大小不一致，聯絡簿上寫的字跡也難以辨識。此外，由於小肌肉使用不順，手部過度用力，寫字時容易壓斷鉛筆芯，字的筆畫也寫不工整。

6.成績結果不及用功的程度

安靜型ADHD傾向是因為幼兒時期額葉(frontal lobe)無法適當發展而產生。所以，孩子上英語幼稚園時，常常有不認識字母或寫字困難的情形。這與學習障礙或失讀症不同。即使智力沒有問題，得到的成績也常常不及付出的努力。

7.過度沉迷於YouTube

經常沉迷於電視、智慧型手機、影片，整天呆呆盯著螢幕看。這與額葉功能低下有關，位在額頭前方的額葉可以抑制衝動或有助於長時間保持注意力。但是，如果額葉功能低下，無法好好控制這部分，則會導致過度沉迷YouTube或遊戲等。

散漫孩子也有特殊能力

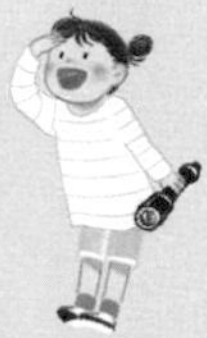

專心聽講一小時以上，不僅對孩子來說很難，對大人而言也不容易。聽講聽到一半，有時會茫然望向窗外而陷入其他思緒，有時會呆呆看著指甲，無緣無故產生想要收拾東西的衝動。諸如此類保持注意力的工作是很困難的。何況對新刺激很敏感、喜歡在操場上蹦蹦跳跳玩耍的孩子，要他們安靜不動坐在座位一小時以上，幾乎是不可能的任務。

專注本不易

今日視為理所當然的學校教育，其實是兩百年不到的「發明品」。「義務教育逐漸擴大」的教科書式表述，也意味著上學本來不是理所當然的事。在近代以前的農耕社會，日出開始工作，日落返家用餐，早早歇息，原是再自然不過的日程。反之，工業革命以後，隨著工廠與辦公室的產生，工作變得與日出或下雨無關，而是「按時間」進行。因此，近代社會總是強調時間的重要性。但這對於長期生活在農耕社會的人來說，並非自然之事。所以開始透過「義務教育」，教導適合工業革命時代的生活方式。

養過孩子的父母都會感受到，教孩子如何看時鐘是多麼困難的事。畢竟頂多兩百多年的歲月無法充分改變人類大腦所擁有的本能。如果六至七歲的孩子可以安安靜靜待在位子上四十分鐘，然後休息十分鐘，實在是一件很了不起的事。不過，如果學校教育沒有像工廠一樣標準化，過動或發呆行為就不成問題。因為要考試才產生注意力的問題，因為怕妨礙其他同學，所以從位子上起身走來走去成為問題。比起家庭生活，大部分的父母更擔心的是學校生活。不過，現行教育體系不可能在一朝一夕改變，還是只能送孩子上學，最終必須「適應」。是的，現在孩子們最需要的是協助他們適應。

歸根究柢是適應的問題

二〇〇八年，有一個與ADHD相關的有趣實驗。美國西北大學人類學系的丹·艾森伯格（Dan Eisenberg）教授，與威斯康辛大學神經人類學系的班傑明·坎貝爾（Benjamin Campbell）教授，調查了在不同環境下看待ADHD的視線有何變化。

他們發現，具有ADHD「刺激尋求、旺盛好奇心」特殊相關基因（DRD4）的人，在上學或上班這樣的環境，因為緊湊行程是必要的，對他們來說會感到適應困難。那麼，在生活方式恰好相反的地方，ADHD傾向是否成為問題？他們決定做個實驗，立刻飛往肯亞。

抵達肯亞的艾森伯格和坎貝爾見到兩個部落。一個部落是適應近代化學校與公司的群體，另一個部落是放養牛羊、維持遊牧民族傳統的群體。然後，他們從兩個部落篩選出具有ADHD傾向相關基因的人，觀察他們適應各自生活方式的情形。結果究竟如何呢？

令人驚訝的是，在維持遊牧民族傳統的部落中，具有ADHD傾向的人獲得強力支持，成為群體的領導者。旺盛的好奇心加上不知疲倦的精力，在發現新牧草場、應付野生動物威脅方面，他們發揮了卓越的能力。反之，在適應近代化學校與公司的部落中，ADHD傾向的人很難融入群體，被貼上「問題人士」標籤是家常便飯。

艾森伯格與坎貝爾的研究清楚說明了ADHD本身並非疾病。其實，按照天生傾向與社會體系的適合程度，他們可以是領導者，也可以是落後者。

ADHD一直被籠統視為小兒精神科方面的問題與障礙，但歸根究柢，這其實是在解決社會系統適應不良問題的過程中才會出現的名字。失讀症也一樣。在現代社會，找到工作的條件是能閱讀文字且處理各種複雜資訊，失讀症才因此成為問題。一百年前的朝鮮時代，大部分的人以務農為生，失讀症根本不會是問題。

實際上，我們的大腦天生擁有生活所需的一切。所以即使沒人教，幾年內孩子自然就學會說話。但文字就一定要有人教，原因在於大腦雖然存在「說話」的特殊化區域（布洛卡氏區［Broca's area］、韋尼克氏區［Wernicke's area］），但不存在「閱讀」文字的特殊化區域。語言是天生本有的能力，但閱讀則要靠後天學習，所以會覺得困難。因此，失讀症是在閱讀與處理資訊成為必要技能的現代社會，為幫助適應困難的孩子而診斷出來的病名，本身很難視為一種嚴重障礙。

診斷名的陷阱

ADHD、失讀症等病名是用來溝通的工具。為了方便診斷，醫師和心理學家會用這些概念來溝通。精神科的病名與一般病名不同，是以一定的社會適應度為標準。

例如，罹患肺炎的人超越時代和地區，在任何地方都是「病人」，但被診斷出ADHD的人會隨著時代和地區而有所不同，可能成為問題，也可能不成問題。ADHD不是透過X光或核磁共振造影（MRI）進行診斷，而是「範疇型診斷」，也就是根據全體孩子的統計數據訂出「正常範疇」後，再診斷為注意力不足或行為過動。

因此，雖然診斷名對於負責臨床治療的醫師和心理學家來說很重要，但對於實際與孩子一起生活的父母來說，反而可能有害。我見到的大部分父母在聽到檢查結果後，會懷疑其他同齡孩子也很可能會做的這些瑣碎行為，是否真的有問題，內心因而混亂無頭緒。身為諮商者，我會不時區分同齡孩子會做的事與問題行為，但要緩解父母們的不安情緒並不容易。

不過，重要的是父母對孩子的信任與愛。真正接受孩子的特性，家庭內部的有效指導與稱讚，其重要性是無可比擬的。父母時時陪伴、擁抱與照顧，任何醫師或心理學家都無法拿出比這些父母之愛更有效的治療方法。

與散漫孩子站在同一陣線的三種方法

1. 請用愛體諒孩子的行為

任何人對於他人的反應都很敏感。必須絕對依賴大人的孩子更是如此。孩子擁有察覺父母心情的絕佳能力。眾所皆知，孩子們會按照周圍的人對自己有何期待而受到不一樣的影響。用愛看著孩子，孩子會感受到愛；用不安與懷疑的眼光看孩子，孩子也會變得不安。

2. 別把對孩子的責任全部攬在身上

多項研究顯示，父母育有ＡＤＨＤ傾向的孩子時，他們的「養育效能感」特別低。簡單來說，因為不管怎麼講，孩子都不聽父母的話，所以心裡會想：「啊，我好像不夠格當父母，我不是個好父母。」然而，效能感下降的內心深處卻占據著過度的責任感，認為「能改變孩子的人只有我而已」。因此，內心焦急地盯著孩子的一舉一動，連細微瑣事也想關照，但孩子反而視為嘮叨，或者一再反抗。

這類父母要做的是減少對孩子的責任感，相信即使是散漫又衝動的孩子也有充分的自生能力。任何孩子都天生擁有生活在世界的適應力量。按照自己的方式學習與成長，以後會有驚人的變化。

人本主義心理學家卡爾·羅傑斯（Carl Ransom Rogers）曾說，人原本就有往好的方向成長的力量，因此不必刻意引導，只要清除孩子成長路上的障礙物就夠了。請相信孩子，並記住父母的過度介入只會成為干涉。

3. 傾聽、同理和鼓勵很重要

事實上，對於被診斷為ADHD的孩子來說，同齡關係中造成的心靈創傷往往比注意力問題更讓人痛苦。不管和誰一起玩都聽不到好話，甚至連父母也會指責訓斥自己，所以就算出問題也閉口不談，獨自鬱悶不樂。因此，請務必努力讓孩子感受到「家是你的避風港，爸爸媽媽站在你這一邊」。首先，請好好聽完孩子說的話。這說來簡單，但聽到孩子看似荒謬的言語、錯誤的事實，心裡不自覺就想先糾正。請先與孩子站在同一陣線，以同理取代指責，傾聽孩子的情況。父母堅定的情緒支持是提高孩子自尊的最佳良方。

若要培養散漫孩子的特殊能力

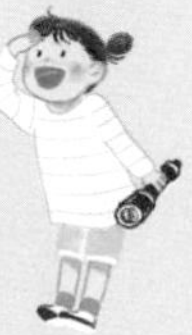

從艾森伯格和坎貝爾的研究可以知道，肯亞的遊牧民族領袖是有ADHD傾向的人。也就是說，孩子的傾向並非必須無條件矯正，而是可以依情況化為有用的才能。因此，散漫孩子的父母應該超越支持與鼓勵，進一步了解與喚醒孩子特有的優點和特殊能力。找到或創造各自特有「狹縫」的機會肯定存在。

然而，學校系統難以滿足所有個人差異，所以現實終究是父母要協助孩子找到適合自己的特別服務。雖然長大後知道成功之路有很多種，但在養育自己孩子的過程中，卻想不太起來這個事實。因此，現在需要關注的不是別人，而是掌握自己孩子擁有的特性，將優點最大化。

曾在哈佛大學教育研究所主持大腦教育計畫的陶德・羅斯(L. Todd Rose)，中學時被診斷出ADHD，後來因成績不及格而輟學。羅斯教授曾以警告公共教育已陷入統一式平均主義的陷阱而聞名。在韓國，填鴨式教育與入學考試問題讓學生痛苦數十年，他的金玉良言特別引起共鳴。

雖然大致知道填鴨式教育不是對所有人都好，對於學習較快、較慢的孩子來說，平均也不是完全合適的教育，但在收到我的孩子比其他孩子進度慢兩個月或跟不上課堂進度等反饋時，依然會感到惶惶不安。因為人們認為，孩子達不到「平均水平」應該是有什麼問題。在大學入學學科能力測驗日這天，全國安靜地連飛機都不起飛，由此可知韓國社會如何受囿於統一教育評量的框架。

雖然散漫孩子具有的特別才能，可能很難在期望取得平均標準結果的公共教育中發光發熱，但在面臨第四次工業革命[4]而急劇變化的當今社會，情況看似有些變化。

在線上與線下世界緊密結合的未來社會，善用個人特長與優點的創意型孩子，會比平均化的普通人扮演更多角色——擁有寬廣視野的司令官、不受現有規則束縛的創造力隊長，我們的孩子會有多麼活躍？散漫孩子一般具備以下特殊能力：

4 譯註：第四次工業革命指的是，在石墨烯、基因工程、數位化身分、物聯網、3D列印、無人駕駛、人工智慧、機器人、虛擬實境(VR)、擴增實境(AR)、區塊鏈、大數據、智慧城市、核聚變、清潔能源等領域，因取得重大技術突破而推動的工業革命。

‧擁有寬廣視野的司令官

具ADHD傾向的肯亞遊牧民族領袖，之所以能夠在受威脅狀況下應付自如，原因在於他們擁有廣闊的視野，能夠對細微聲音或動向做出機敏的即時反應。若是考量到人類遠祖擁有獵人的遺傳基因，便能理解這是為求生存的特殊化優點。因此，只要提供適當的學習方法，對新變化高度敏感又好奇心旺盛的這些孩子，在學習上會比任何人都興致勃勃且有效。當然，正因如此，他們才會那麼沉浸在畫面不停變換的電玩遊戲，或在課堂上分心走神。

‧討厭受規則束縛的創造力隊長

遵守規則，任何人都覺得麻煩。散漫孩子有追求新奇的強烈傾向，所以對於每天反覆發生的事情、遵循既定規則的工作，本能上容易產生抗拒心理。他們認為透過各式各樣的手段達成自己的目標，比只用固定方法更好。因此，他們更熱衷於出人意表的現象與思考，而非因果關係明確的論述。

・愛做實驗的科學家

觀察眼前事物的能力，表現得比任何人都出色。雖然會仔細瞧見別人沒看到的部分而有些意外之舉，但往往會做出創意獨具的成果。

・滿足於快速報酬的疾速獵人

獵人基因強大的孩子們，無法理解長時間（如六個月以上）努力後獲得成果的農夫生活。他們利用追蹤、觀察和瞬間敏捷性來進行狩獵。即使經過計畫，打獵時間也不超過一週。因此，散漫孩子必須採用短期強烈報酬的激勵方式，在短時間內給予用手摸得到的有形獎勵。

先動是強大優勢

Build it to see if it really works.

想確認是否真的能夠運作，那就先建造出來。

這就是眾所周知的「工學原則」。這句話的寓意是，就算失敗也沒關係，所以別只在腦中想，先行動再說。

以電腦工程為公司創建基礎的谷歌（Google），是在這類創意性嘗試投資最多的公司。谷歌為了支持即興靈感的開發，准許職員可以在20%的工作時間內四處走動。因為他們相信，光是靜靜坐著想，不如先行動、先做做看，從失敗中學習，更有助於產出創意成果。事實證明，的確有效。谷歌推出的新服務，包括Gmail和谷歌新聞在內，50%正是來自那「20%的時間」。而且，這類谷歌政策也證明，如果能為散漫、具刺激尋求傾向人才打造得以發揮能力的環境，公司同樣可以成長。

正如谷歌的例子所示，任何事都先試試看再說的工學原則，可作為把散漫孩子優點最大化的重要方法。

第一個理由是，散漫孩子處理具體事物的能力，勝過抽象事物。第二個理由是，相較於長期計畫或探索而得到報償，散漫孩子更適合在短時間內製作具體事物而得到報償。比起需要苦思許久的千片拼圖，二十多分鐘就能做出來的餅乾是更恰當的報償。

但單憑靈光乍現，創意不一定會降臨。多次嘗試也很重要，從畢卡索留下的數十張素描來看，他那些形態破壞殆盡的抽象畫，絕不是只憑靈感就創作出來。雖然腦中只有大致靈感，但在親自實體化的過程裡，從失誤中產生創意成果的情形也很常見。例如，我們經常使用的便利貼，是在企圖發明更強膠黏劑時，因失誤而誕生的物品。

創意性就是想要嘗試新事物的好奇心與行動力。因此，討厭遵循既定規則、好奇心與行動都領先的散漫孩子，在提出或嘗試新想法時，可能表現得更快速。

在學校好好遵守校規、熟悉既定學習模式的孩子們，會選擇熟悉的解決方法，認為練習過數千遍的事情是安全的，果斷闖入新領域則是危險的。反之，散漫的孩子擁有絕佳能力，能將自己的情緒投射進突發情況，喜歡將先浮現的想法付諸行動，自行做出判斷。

當然，從老師或父母的立場而言，孩子可能看起來不聽話，但從孩子的立場而言，這可能是自己的試誤練習過程。

無厘頭想法化為閃耀的創造力

說話沒頭沒腦，害父母驚慌失措的散漫孩子，果真只有缺點嗎？

關於散漫孩子的無厘頭如何創造新想法，科學家們曾經說過其他故事。英國神經科學家保羅．霍華德—瓊斯（Paul Howard-Jones）做過用簡單課題激發創造力的有趣實驗。首先，他讓人們只用三個單詞來編故事。他請一半的參加者用「刷」、「牙齒」、「閃閃發光」等關聯密切的單詞，寫出「非創意性」短文。於是，大部分的人交出感覺如下的短文：

孩子們聽到，要讓「牙齒」「閃閃發光」，就得「刷」牙，如果不刷牙，就不會有朋友。所以孩子們每天晚上刷牙，讓牙齒閃閃發光。

另一半的人則挑給他們「牛」、「拉上拉鍊」、「星星」等毫無共通點的單詞，請他們組織出最富有創意的故事。如此產生的故事，看起來似乎還納入新內容：

「牛」對於認為自己無法飛越月球的人們感到厭煩，決定飛越「星星」。牛為此穿上特殊的火箭用服裝。將太空裝「拉上拉鍊」後，牛乘著火箭飛到星星上頭。

霍華德－瓊斯在實驗中再加一道變化。原本選用相關聯單詞的人，這次請他們編造具創意的故事。一個人以「用腳踢」、「足球」、「進球」等關聯詞交出如下的創意故事：

被拋棄在無人島上的我無所事事，「用腳踢」起西瓜。踢得正好時，一艘船經過，終於把我救出來，他們問我要不要加入當地的「足球」隊，我接受了這項提議。我頻頻「進球」，創下佳績，不久就被認可為鬼才選手。

反之，他要求選用無關聯單詞的人別寫創意短文。某位參加者用「雲」、「劈下來」、「葡萄」等毫無關聯的單詞編出這樣的故事：

我不久前仰望烏雲密佈的天空。天空真是黑漆漆的，我彷彿看到從某片「雲」中蹦出閃電。過一會兒，真正的雷「劈下來」，打到我正在吃的「葡萄」串上。

在無人島用腳踢西瓜和葡萄被雷劈，你覺得哪個故事更有創意？選用單詞的關聯性重要，還是編造創意故事的意圖重要呢？研究結果顯示，用互無關聯的單詞編造故事時，會比用互有關聯的單詞更具創意。這是因為在結合互無關聯的單詞時，大腦的前側帶狀皮質(anterior cingulate cortex)和額中回

(medial frontal gyrus) 等與解決問題及高度思考相關的大腦部位會變得活躍。

該研究帶來的啟發是，看似無關的想法可能會產生更富創意的結果，即使根本沒有發揮創造力的意圖，散漫孩子的無厘頭思考過程與單詞排列，亦可成為創造新鮮故事的起點。

我們可以當場讓孩子做這項實驗。試試看利用以下三個單詞，創作四、五句的小故事，應該很有趣：

蝦味先／搭電梯／盾牌

這次用以下三個單詞來寫創意故事，再與前面的故事做比較：

老師／筆記本／椅子

用相關聯的單詞寫創意故事是比較難的。雖然應該別讓單詞之間自動做聯結，但是聽到「老師」、「筆記本」、「椅子」等單詞後，故事背景很可能就限縮在學校或教室，想像的幅度也會減小。大體上，看起來不協調的東西混在一起時，會得到更特出的結果。而且，這樣的想法是創意思維的基礎。散漫孩子具有的無厘頭魅力，正好可在此閃耀發亮。

散漫孩子解決問題的方法

I am as proud of what we don't do as I am of what we do.

我們不做的（錯誤），與我們所做的（創新）一樣令我感到驕傲。

蘋果公司創始人史蒂夫．賈伯斯 (Steve Jobs) 以 iPhone 聞名於世，這是他留下的一句話。賈伯斯認為失敗經驗與成功一樣重要，他也是經歷諸多曲折，才會說出這樣的話。被領養長大的賈伯斯，因為其他孩子笑他是孤兒，所以他喜歡窩在倉庫做東做西。對於容易產生興趣又一下子就厭煩的賈伯斯來說，將倉庫裡的廢鐵堆組合、分解、失敗再組，沒有比這更能施展自身才能的事。成年後，很快失去興趣的習性依然存在，所以進入里德學院（Reed college）僅一學期就輟學了。

賈伯斯歷經各種失敗，最終培養出蘋果這個巨大IT公司，究竟他的潛力源自何處？答案是賈伯斯在獨特的學習過程中，對於失敗經驗也賦予價值。

電腦程式設計師將程式錯誤稱為「bug」，「debugging」意指找出錯誤並修正。這道程序不僅修正錯誤，還可以成為激發創意的手段。

實際上，散漫的孩子有時會提出一些無厘頭的問題，而且衝動不顧後果，先做再說，常常闖禍找麻煩。即便如此，別當場發怒，如果問問看孩子所作所為的理由，往往他已經準備好自己的答案。

賈伯斯正是這類發現bug的大師之一。仔細觀察他製造的iPhone，就能知道他不是發明全新的手機，而是用新的角度轉換原本已有的產品，從而「創造出新的經驗」。例如，賈伯斯在設計 iPhone 時，為了防止螢幕畫面被鑰匙劃傷，堅持用玻璃取代塑膠。既有的手機會考量成本或重量等因素，堅持使用塑膠材質，相較於此，使用玻璃在許多方面是相當棘手的工作。雖然使用玻璃導致開發階段反覆出現意想不到的失敗，但此一特色最終成為 iPhone 獨具的優勢。討厭被鑰匙劃傷，這樣的小小不適造就了一項新產品。

對細小刺激敏感、性格挑剔的散漫孩子，擅於發現 bug（不適）、引發 bug（獨特發想或行為）。這不僅止於引發 bug，在讓孩子練習 debugging（偵錯）的過程中也能加以運用。此外，在與孩子一起梳理奇思異想的過程中，發現他的潛能，甚至可能改變孩子的未來。散漫的孩子本來就很難長時間持續思考，但對於感興趣的事，他比任何人都執著，擁有卓越的才能，做出不同於事物原本用途的轉換思考。

為了在家中與孩子培養創造力，一開始不妨試試看「物品便利性大改造」。在與孩子東聊西聊時，可能會驚嘆「我的孩子居然有這種想法！」可以從小東西開始思考，比如冰箱、牙刷、鑰匙、廁所馬桶等每天使用的東西。首先，針對每天使用的某個東西，把所有想到的缺點全部寫下來。

舉例而言，一起來想想看馬桶。與孩子一起嘗試，想到了「蓋子被任意蓋上」、「冬天坐很冰」、「馬桶邊緣清掃不便」、「水流聲太大，很尷尬」、「坐著的時候很無聊」等諸多缺點。

製作完清單後，一起想想看消除這些bug的方法，也就是怎麼做可以使用起來更加舒適。與孩子一起思考、解決問題的過程，正是以創意方式釋放散漫孩子智力潛能的良好經驗。特別是與父母一起思考、解決實際問題的經驗，將成為孩子的重大資產。此時尤其要注意一點，沒有所謂的胡思亂想。展開一張大紙，與孩子一起思考，開開心心地把想法寫下來，這才是最重要的。

而且，與已有既定答案的學校學習不同，運用在實際生活中能夠直接解決問題的內容，做出有意義的結果，孩子會感受到自己的好奇心或想法有實際價值，培養出自我激勵的內在力量。

以陌生眼光觀看日常事物的能力

散漫的孩子討厭規則，同時熱衷新事物。看到同樣的空間、同樣的東西，也往往可以用自己的觀點，四處發現新的特色，或者以別人預料不到的方式拿東西玩。而且，這類散漫孩子具有的傾向，也反映了他們大腦的運作方式不同於習慣固定模式或規則的孩子。

紐約大學醫學系神經學家羅道夫・里納斯（Rodolfo R. Llinas）曾說，我們看到的東西，大部分都是大腦產生的心象。根據里納斯的研究，我們眼中所見的事物只有20％是從外部世界進入的資訊，剩下的80％則由我們的「心」填滿。

想想在星巴克點咖啡的時候。大部分的人不會仔細端詳白色馬克杯上畫的星巴克標誌。原因在於那已經是非常熟悉的圖像，所以不再受到星巴克標誌的半人妖女賽蓮（Siren）圖樣刺激。不過，人們看到與星巴克標誌外觀類似的商標時，往往也會產生錯覺，誤以為是星巴克標誌。箇中理由正如里納斯所言，就算大腦第一次看到，接收資訊時還是經常轉換成熟悉之物。

類似的大腦錯覺，在成長過程中逐漸自動形成。當腦中累積的資料越多，也就是擁有更多關於周圍環境的資訊時，很常會將新事物錯認為已知事物而粗略解讀。小時候覺得新奇的東西很多，但隨著年齡增長，新事物變得像熟悉事物一樣無趣。

反之，散漫孩子對於這類日常生活的刺激，依然會敏感反應。即使是每天看到的星巴克馬克杯，也能像首次發現一樣，好奇地觀察杯子因為照明而反射出不同的白色色澤，還能畫出來。散漫孩子的腦細胞活動比一般孩子活躍，雖然衝動性強，但更能夠感受與處理同時進入的無數感覺，不習慣用一般方式看事物。

這種特性也是創意觀察與解釋事物的沃土。而且這未必只侷限於視覺，還會出現在聞、聽、嚐、摸等所有過程。因此，以陌生方式觀察掌握，這個特性常常可以表現為孩子的創意才能。

全球性企業尋找散漫人才的理由為何？

二〇一七年《哈佛商業評論》曾經介紹，全球性企業發掘具神經多樣性(neuro-diversity)的人才，獲致良好成果。如同每個人有自己的個性一樣，具ADHD或失讀症症狀的人，也是「擁有不同方式之能力」的人才，這種想法越來越普及。具神經多樣性的人，以有別於一般人的方式觀察事物與接收資訊；他們為想要創造新價值的企業打開新市場的案例，持續獲得報導。

眾所皆知，神經多樣性人才在記憶力、圖型識別、數學等領域表現卓越。他們的大腦與其他人的大腦排列方式不同，所以在討論新課題時，經常會提出與眾不同的視角。也就是說，他們之中有許多富有創造力的人才。

大規模施行神經多樣性計畫的慧與科技公司(Hewlett Packard enterprise,

HPE）[5]曾有驚人經歷。該公司的神經多樣性人才，在計畫推出之前發現了其他員工都不曾發現的缺陷，從而避免巨大損失。此外，微軟、福特等眾多全球性企業都在網羅神經多樣性人才，借助他們之力來改革公司的系統。特別是第四次工業革命的先鋒企業谷歌，更以積極尋找神經多樣性人才聞名。

成為第四次工業革命主人公的孩子們

谷歌的人才招募主任凱爾·尤因（Kyle Ewing）強調，成為「谷歌人」的首要條件是「冒險」（risk taking）。他說：「作為革新基準的首要素質，正是冒險。」谷歌擁有失敗也不會遭到指責批判的文化。前述散漫孩子具備的特

5 譯註：原為惠普科技公司。

殊才能之一，就是不拘泥於規則、發現新東西的卓越能力。這完全符合谷歌希冀的人才形象。

特別是處於第四次工業革命初期的今日，「從失敗中學習」將更有助於散漫孩子發揮自身具有的創意、偵錯能力。因為自動駕駛汽車、物聯網等尚未得到確實驗證的技術與業務，新挑戰與失敗是必然的。

實際上，在谷歌的招募面試中，曾出現「我們想要建造機場，請問該怎麼做」等提問的例子。該提問的意圖並非為了了解求職者的都市計畫或機場建設知識，而是為了確認求職者認識問題、組合所具知識和找出答案的過程。在此，能夠提出不同問題與觀點的孩子，將會成為第四次工業革命時代的主人公，而具神經多樣性的孩子，正好具備此一潛能。當眾多職業由於人工智能的出現而面臨消失危機，神經多樣性孩子能夠發揮人工智能絕對做不到的高度能力，而得以活躍其中的職業群還很多。

・**擁有寬廣視野的司令官**

—利用無人機管理農作物的智能農場（smart farm）策劃人

—調節飛機流、應付瞬間變化的航空交通管制員

・**討厭受規則束縛的創造力隊長**

—研究出不必操作剎車或油門也能應付瞬息萬變道路環境的自動駕駛汽車工程師

—計算家電產品的使用頻率、時間、動線等，協助用戶優化的生活風格研究企劃者（life style researcher）

・愛做實驗的科學家

—將生活所需設備聯結網路，提高便利性的物聯網（IoT）專家

—編製和實現電腦程式的遊戲開發者

・滿足於快速報酬的疾速獵人

—將腦中意象直接具體化為現實的3D列印建模專家

—醫療／生物工程相關虛擬實境專家

放任散漫孩子不管時發生的事

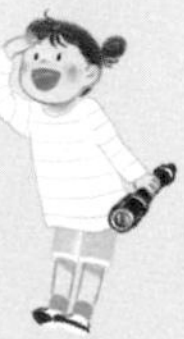

我的孩子從入學到四年級為止，一直很難適應學校生活。課堂上無法專心，挖耳朵或咬嘴唇，一刻也靜不下來。他與同學也經常發生衝突。或許是想獲得關注，不管做什麼都無法專心，頻頻確認媽媽是否看著自己；沒在看的話，就一直叫媽媽。如果我不在，則會找其他認識的人。

而且，他也常有過動情形。只是稍微撞到就想摔倒博關注。低年級時，因為比同齡孩子長得快，相處不融洽又常吵架，所以孩子喜歡哥哥勝於同齡孩子，最近反而感覺比同齡兒年紀更小。因為他與哥哥、姐姐歲數有差距，所以好像有點老么嬌氣，真納悶為何唯獨老么有問題。

每個孩子都有自己的特點

養育散漫孩子的父母，可能會因為適用其他子女的教養方法無效而感到失望。常常聽到這些家長說，雖然教養方式與其他子女一樣，但孩子做錯的地方不管怎麼講，問題行為還是完全沒有改善，甚至拿藤條打也沒用，只能舉雙手雙腳投降。反覆勸導直到聽懂為止、告訴他收集稱讚貼紙可以換買昂貴玩具，不管任何方法都行不通。最後，父母的耐心消磨殆盡，常常與孩子情緒角力結束一天。

結果，養育散漫孩子的父母表現出對孩子管教更嚴厲的傾向，不容易有孩子正在往正面方向改變的想法。而且，如果這種情況反覆出現，會對自己的教養方法產生疑問。壓力遽增時，可能會將體罰視為唯一手段。

早在一九九〇年，美國心理學家兼醫師瑪莉蓮．費雪就曾在一份報告中指出：「養育ADHD兒童的父母，養育效能感低，壓力也超級高。」其研究結果顯示，養育壓力程度和養育效能感分數結果都很悲觀，與孩子說不通而放棄對話的比率，還有身為父母質疑自己毀掉孩子而陷入自責憂鬱的比率，都非比尋常地高。但是，孩子散漫的特性與額葉發育有關，並非父母養育方式所致。

輕易體罰是毒藥

若是問起體罰何時加重，大部分的父母吐露道，在餐廳或醫院候診室等公共場所，孩子遭到他人怒視時，只能施以體罰。常常有人認為，為了擺脫一時的情況，體罰是必要的。如果孩子有兄弟姐妹，還會頻頻用「為什麼只有你特別這樣！」之類的話更嚴厲地責怪孩子。雖然與兄弟姐妹比較，是教訓孩子時容易使用的手段，但父母其實也很清楚，從結果來看，這並不是一個好方法。因為就算看起來問題馬上消失，但沒過多久，同樣的問題又會反覆出現。

甚至，如果一再體罰，問題不僅不會減少，反而會越來越嚴重，因為孩子會適應體罰。從遭到體罰的立場來看，孩子被父母訓斥時，通常只希望這可怕情況盡快結束，而非反思自己的行為。另一方面，從體罰的立場來看，孩子習慣體罰後，體罰的強度會越來越大。因此，指責與體罰對孩子無效。

對於散漫的孩子而言，他們最需要的是內心被理解。根據美國精神科醫師威廉．道森 (William Dawson) 博士的說法，散漫孩子一生聽到的負面言語，比普通孩子多二萬次以上，這些孩子自然會對負面言語特別敏感。聽到朋友、老師、家人無心吐出的話語，他們也很容易受傷，自尊心可能下降。若是從最信任、依賴的父母口中聽見負面的話語，孩子會受到更大的傷害。父母施以體罰，孩子會覺得誰都不站在自己這一邊，反而可能留下無法消除的傷口。

父母是孩子的社會關係榜樣。父母體罰越重、越頻繁，孩子會一再感受到不安、憤怒、絕望的情緒。同時，孩子還會學習父母經常教訓人的模樣，以此作為社會模板。這與歷經嚴苛婆家生活的女性，會讓自己媳婦的婆家生活更嚴苛的道理一樣。如果此時產生的負面情緒得不到妥善解決、情緒調節失敗，孩子在滿足需求時，可能會相信暴力行為是唯一的解決辦法，進而遇到品行問題或對立性反抗症 (oppositional defiant disorder, ODD) 等更嚴重的狀況。

還有一種養育方式像體罰一樣是毒藥。許多父母經常用增加作業或學習時間的方式來懲罰孩子。若一再重複這個過程，孩子可能會認為「做作業是受罰」，嚴重時甚至會拒絕坐在桌前。而且，若孩子只是隨便坐著混時間或已經適應體罰，之後就算再體罰，也可能會陷入不聽父母話的惡性循環。

肯定存在適合孩子的教養方式

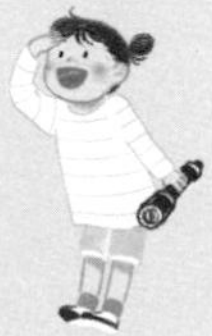

本章一開始介紹志安的參觀教學故事，那是養育散漫孩子的父母都會經歷的故事。自己孩子的特徵在熟悉的關係與場所原先看不到，但在陌生情況下盡顯無遺。此時，很難再隱藏「應該不會吧……」的心情。如果加上在家長會談時，聽到老師說：「孩子似乎很散漫。」那會更急於奔往心理中心。這就是每到三月，心理中心和小兒精神科會諮商爆滿的原因。

「等孩子大一點就會變好吧？」

「其他孩子都做得很好，為什麼我的孩子就那麼難？」

「我平時對待孩子的方式正確嗎？」

面對孩子的苦惱與不安混雜著希望與信任。重要的是，別忘記適合孩子的教養方式是存在的。不安的教養很可能變成缺乏一致性的管教，如果一再重複這個過程，孩子和父母之間錯誤的互動就會成為習慣。因此，養育孩子時，必須秉持一貫的教養原則與信心。

如何培養處理不安的力量？

要有信心，第一步是改變看待不安的方式。要成為好父母，最不可或缺的能力之一正是「處理不安」。為了平息不安，就必須面對本質上不變的事實，這一點請銘記在心。

所有父母最終希望的正是「孩子幸福地生活下去」。所以希望寶貝孩子被級任老師指責也不畏縮，與朋友們玩耍時反應無厘頭也不會被取笑。只有如此下定決心，才會開始看到身為父母所能為孩子做的下一階段。

為了解決不安，必須直接面對實際情況。如果對於敲心理中心或小兒精神科大門會莫名害怕，這也是無法正確看待孩子的不安占據內心所致。請謹記，若是知道孩子真的散漫、散漫的原因為何，就能充分幫上忙。

惟有父母能夠發現孩子的才能

只要有父母的適當關心，散漫就能充分解決。此外，父母還能夠培養孩子的驚人潛能。了解孩子的一舉一動，從旁細心觀察的人是父母，所以請務必相信，能夠覺察且培養孩子特殊潛能的人，也只有父母。

再怎麼從容的父母，接收到周圍對於孩子行為的負面視線與反饋時，都會陷入憂鬱，感到不知所措。無論在什麼情況，都別覺得內疚。請務必謹記，配偶、親戚、地方社會都能提供協助。如果父母經常露出笑容、感到幸福、內心擁有堅實基準，孩子即使遭遇問題，也能本著「接受滿滿的愛長大的記憶」，很快就能重新振作。

茫然不安而失去教養方向，對父母和孩子都沒有幫助。父母不應是「馬上」解決問題的人，而是就算多少要花點時間，「最終」還是能幫忙解決問題的人。

第二章

為何孩子散漫？

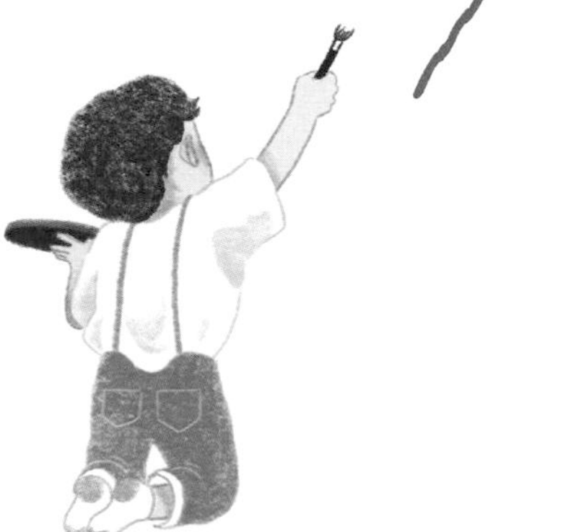

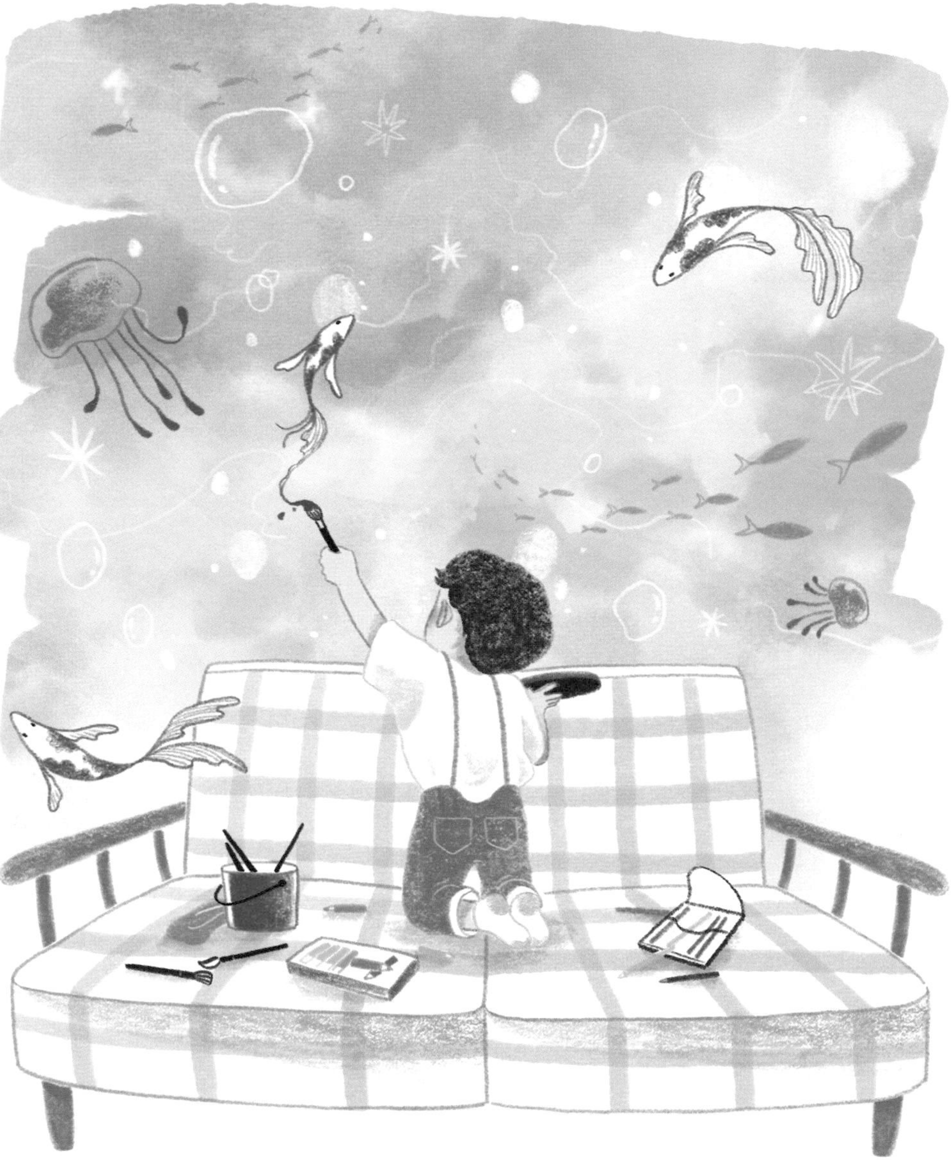

導致散漫行為的兩大因素

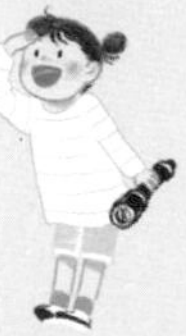

我是職場媽媽，兒子小學一年級，為了協助孩子適應上學，特別停職一年。孩子在家做國語、數學練習時，很討厭要十五分鐘才解得出來的加減問題計算。個位數減法算到一半，突然出現十位數減法，孩子就會喊太難而不耐煩。聽到窗外孩子們的聲音，就會委屈地說：「為什麼只有我一個人得念書？」有時耍賴說不想練習了，隨便亂寫一通，有時又太用力握鉛筆。他是專注力不足，還是學習障礙才這樣？學習時無法集中精神，但玩遊戲卻可以專注一個小時以上。

媽媽為了幫助孩子適應學校，甚至不惜停職，孩子卻不懂她的用心。玩耍的時候很專注，但學習的時候連十五分鐘都坐不住，究竟為什麼會那樣？絞盡腦汁也想不出好辦法的理由為何？

其實，孩子的散漫行為是表面看來的結果。所以，不管怎麼催促孩子、教訓孩子，都沒有太大差別。如果在不明原因的情況下催促孩子，反而只會徒增教養壓力。

首先，掌握散漫原因是最重要的。如果診斷錯誤，處方也會有誤。因為孩子嚴重發燒，不管三七二十一就用冷毛巾蓋額頭或脫掉衣服，並非妥當的做法。

散漫的兩大原因

許多方面的證據顯示，大腦確實會對心智產生影響。現在的人們普遍認為，服用控制憂鬱症等情緒的藥物會導致情緒變化或行為改變。不過，即使接受心智起源於大腦的事實，但很少人會想到大腦起源於遺傳基因的另一事實。正如遺傳因素可能導致癌症或糖尿病一樣，眾多行為的原因也與遺傳基因有關。

人的心智透過大腦活動，而大腦受到父母遺傳因素的影響。因此，不僅散漫行為，專注力、智能行為等也可以透過天生的遺傳氣質和大腦來說明。

二十世紀初，散漫行為通常只歸咎於個人。人們認為，具攻擊性、恣意妄為、過度情緒化的孩子缺乏道德自制力，所以理應受罰。然而，一九一七年在美國全境流行腦炎，開始有研究結果陸續指出倖存的孩子出現散漫、攻擊性行為增加的情形，而且究其原因為腦部損傷。

從此之後，自制力不足且表現出攻擊傾向的孩子們，統稱為「輕微腦部損傷」(minimal brain damage) 或「過動兒症候群」等。原本懷疑原因是分娩時腦部損傷、鉛中毒、麻疹等，但後來的研究發現，散漫、衝動行為的原因並非後天腦部損傷。之後到一九八〇年，「輕微腦部損傷」改稱為「注意力不足症」後，研究顯示被診斷為ADHD的孩子僅五%以下有腦部損傷，大部分的孩子沒有這類問題。

一九九七年，澳洲心理學家佛羅倫斯．李維 (Florence Levy) 和同事以一千九百三十八家戶的四至十二歲雙胞胎與非雙胞胎手足為對象，研究ADHD的遺傳可能性。結果顯示，雙胞胎手足的ADHD遺傳可能性遠遠高於非雙胞胎兄弟。

這項研究廣受肯定，揭露了遺傳氣質是散漫行為的主要原因，縱使沒有後天的腦部損傷，先天的氣質問題確實會導致衝動與無法專注之相關大腦功能產生差異。總之，散漫問題不是孩子的錯，而可以從先天氣質和大腦功能兩大原因來解釋。

只是腦的特性，孩子無罪

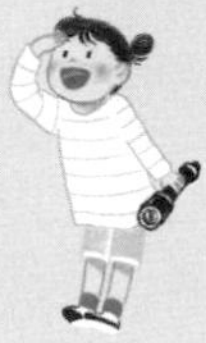

人是思考的動物。

大部分的人聽到這句話，都把重點放在人類是「思考」的存在上，但科學家們卻把重點放在人類是思考的「動物」上。

發現DNA結構而獲得諾貝爾獎的弗朗西斯・克里克(Francis Crick)曾在《驚人的假說》(*The astonishing hypothesis*)一書中說道：「為了理解自己，我們必須了解神經細胞的運作方式，以及它們如何相互作用。」克里克設立情緒與心智源於神經細胞活動的假說，因此使用「驚人的假說」一詞。

而且，不只是人類，動物也擁有神經細胞，所以這個假說與動物也有心智的假說相互聯結。他主張，在我們心中發生的事，其實是源於與動物共有的神經細胞活動。

換句話說，人會像動物一樣，對喜愛的食物做出條件反射的反應，或者對熟人的香氣倍感親切等，表現出基本程度的心理反應。另一方面，與動物不同的是，人擁有獨具的心理和認知作用，如畫畫、彈鋼琴、設計建築物、用文字表達複雜情緒等。原因在於，人類的大腦是在爬蟲類和哺乳類腦功能積累後才發展的。

蘊含人類一切的大腦

重要的一點是，人類這方面的動物性生理特徵是心理、高層次認知功能的重要支柱。而且，最底層的基礎是大腦功能。網路上曾經一度流行畫出

「我的大腦構造」。雖然只是好玩，但人們之所以對此感興趣，可能是因為隱隱約約知道大腦位在自身行為的中心。

不過，大腦結構正是理解孩子散漫的關鍵。最初主修認知科學時，筆者最感驚訝的是，我們大部分的行為都可以用大腦的活動來說明，甚至一般認為難以解釋的情緒，也能從這個面向來理解。當然，並不是只要認識大腦的活動，就能解讀所有人的想法。目前腦科學研究仍在持續了解人的行為，有待探究的部分比已有的發現多得多。

不過，認識對孩子行為有巨大影響的大腦結構與功能，是能夠從動物性層面到高層次心理全面理解孩子的起點。

到五歲為止，孩子的大腦還無法理性調控

神經科學家保羅．麥克林（Paul MacLean）提出「三重腦模型」（triune brain model）來說明人類的大腦構造。麥克林的大腦模型，對於洞悉人的大腦、教育學或心理理論都有重大影響。三重腦的觀點認為，人的大腦分成三層，最底層是爬蟲類腦，第二層是哺乳類腦，最外第三層是靈長類腦[6]。

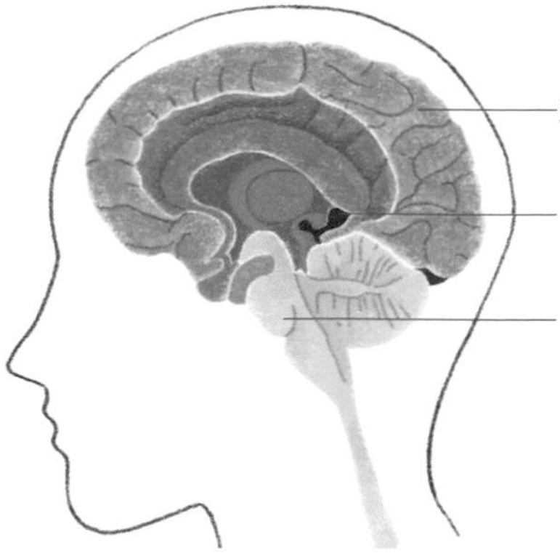

6譯註：麥克林的原始用語依序為：爬蟲動物腦（reptilian complex）、古哺乳動物腦（paleomammalian complex）和新哺乳動物腦（neomammalian complex）。

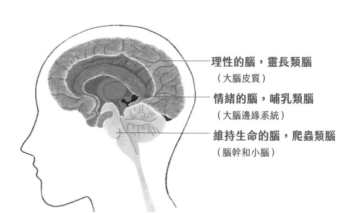

爬蟲類腦負責維持生命、攻擊、逃跑、防禦等活動。之所以稱為爬蟲類腦，因為它是蜥蜴、鳥類、哺乳類的小狗、靈長類的人類共同擁有的大腦。爬蟲類腦在媽媽肚子裡就已發育完成，可視為新生兒自母體產出，第一次呼吸到世上的空氣，與生俱來就能自行維持生命的基本能力。出生沒多久的寶寶，看見照顧自己的人就笑盈盈，原因也可以看作是大腦在傳送「請安全守護我」的信號。

另一方面，哺乳類腦負責心情、感情等情緒層面。從新生兒期到二至五歲的幼兒期，喜歡或討厭的單純情感會更加細分。例如，從「覺得喜歡」、「覺得討厭」之類的單純情感開始，發展出幸福感、失落感、思念、難為情、激動等複雜多樣的情緒，哺乳類腦可以說是情緒發展的中樞。負責這部分的地方是邊緣系統（limbic system），邊緣系統還扮演了輸入記憶的角色，孩子的美好經驗也是在此累積。像是被媽媽抱在懷裡入睡的記憶、第一次認識玫瑰花和聞到花香的記憶，邊緣系統是將情感與記憶融合為回憶的重要一環。

缺乏耐性、行為衝動的理由

最後是在人類、紅毛猩猩或黑猩猩中發現的靈長類腦。靈長類腦又稱為大腦皮質(cerebral cortex)，孩子能夠聆聽他人說話、領會意圖、察言觀色、牙牙學語，這裡是功不可沒的核心部分。

大腦皮質分為左腦和右腦，有助於發揮認知功能。人的左腦有與說話、理解相關的語言中樞，主要負責邏輯和理性的功能。右腦綜合處理訊息，掌握脈絡，主要具有社會性相關功能。

三層結合的人腦不僅讓人得以維持生命，還能記得珍貴的日常時光，創作美好的文章或藝術，與他人共享經驗與文化。

然而，平時缺乏耐性、經常衝動行事的孩子們，從第二層哺乳類腦得到較強烈的酬賞。他們的哺乳類腦負責的情緒與心情，更傾向於試圖擺脫靈長類腦負責的理性控制。當然，受哺乳類腦影響較大的人，優點是擁有出色的藝術性、直觀性潛能。

簡單行為也會用到整個大腦

具有這種高層次功能的大腦皮質大致分為四部分：額葉、頂葉(parietal lobe)、顳葉(temporal lobe)和枕葉(occipital lobe)。枕葉位於後腦勺，作用是把進入眼簾的視覺訊息轉製為具體視象；顳葉位於耳旁，擁有精確的聲音分節、喚起記憶、調節情緒等多重作用。頂葉位於頭頂，作用是綜合協調看到、聽到、摸到、嚐到的各種感覺資訊，轉換成身體資訊。

假設志安要把黑板上的字寫在筆記本上。進入志安雙眼的光線、顏色、形狀等視覺資訊，由視神經傳遞到位於後腦勺的枕葉，分析出文字、圖像、背景等。其中，文字由左腦顳葉的語言中樞掌握意涵。然後，內容在頭頂的頂葉重新統合，變成具體的身體資訊，志安再透過適當的

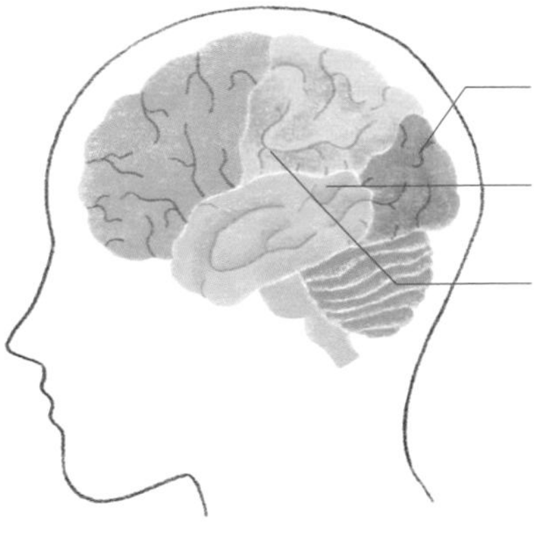

枕葉
辨識黑板、背景、文字、圖像
顳葉
從語言中樞掌握文字意涵
頂葉
將內容轉換成身體資訊，寫成文字

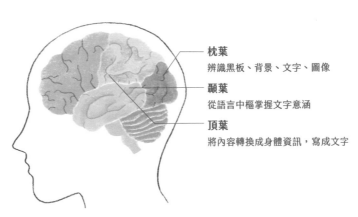

手指動作寫出字來。連抄寫黑板上的字這樣看似簡單的行為，也會用到額葉、枕葉、顳葉和頂葉合成的整個大腦區域。不過，如果某個區域無法正常發揮功能，會怎麼樣呢？字寫得不好或抄寫慢吞吞而可能無法在時間內寫完。另外，也可能寫出與黑板不同的奇怪內容。也就是說，問題可能以五花八門的形式出現。

為什麼惡作劇捉弄人會覺得開心？

進一步來看。用顯微鏡來觀察我們的大腦，就會發現它是由細小的神經組成。而且，神經像電線一樣相互連接。當然，神經和電線的共同點是會連接成像條繩索一樣，但仍有許多不同。電線只流電，但神經不僅流電，還流有各種神經傳導物質。電線的銅是連續物體，但神經是由神經細胞個別分開的分節形態所構成。

此時，受到電化學刺激，傳導感覺資訊的神經細胞稱為神經元(neuron)，神經元之間的小縫隙稱為突觸間隙(synaptic cleft)。我們感受到的情緒是從這個小小縫隙開始。透過各種經驗，喜怒哀樂等與情緒相關的各種神經傳導物質藉由突觸間隙傳遞。神經傳導物質透過轉運體(transporter)傳出突觸間隙，像按門鈴一樣刺激旁邊的神經元受體(receptor)，再重新回到原來的神經元。這個傳導過程連續發生，用額葉發出信號之後，才會產生具人性的豐富情緒。

各式各樣的神經傳導物質中，值得關注的是多巴胺(dopamine)。多巴胺還具有給予行為酬賞的作用(多巴胺的作用非常多樣。分泌少的話會出現憂鬱症、失智、帕金森氏症等問題，分泌多的話會出現強迫症、思覺失調症等問題，不過，這裡只專注於它與散漫行為的關係）。幫助朋友而得到稱讚、用功學習而取得優秀成績、考上理想學校時，大腦會分泌多巴胺，所以有努力獲得酬賞的酥麻感。

然而，並非只有埋頭努力或做出善舉時才會分泌多巴胺。惡作劇害朋友嚇一跳時的快感、瞞著父母偷偷點燃火柴時的刺激感，也是多巴胺的作用。也就是說，分泌多巴胺的話，人會感受到快感，而為了獲得快感，便會反覆該行為。

如果孩子總是挑惹人厭的舉動來做

從高處跳下來、對朋友惡作劇，或者在教室裡大喊大叫，吸引老師注意，如果只有在這些時候才會分泌多巴胺，而念書或安靜畫畫時不會分泌多巴胺，那麼孩子會表現出什麼行為？這個孩子會只挑「惹人厭的舉動」來做。因為他在安靜坐好專心做「乖巧的舉動」而得到大人稱讚時，心情並不好，只有看到人們暴跳如雷、大喊大叫的模樣時，心情才會好。像志安在公開課堂上讓媽媽感到尷尬，也是因為受到別人關注時會得到一種心理酬賞，覺得心情好。

多巴胺與大腦皮質中的額葉功能密切相關。就注意力和專注力而言，額葉是不可或缺的區域，有助於從根本上「抑制衝動」且維持注意力。但是，散漫或衝動的孩子從額葉分泌的多巴胺太少，所以會反覆做出散漫行為，或者腦中明知不行做卻先行動。因此，如果反覆出現這樣的問題行為而被診斷為ＡＤＨＤ，處方藥物的作用是以人為方式提高額葉的多巴胺濃度數小時。

額葉與散漫的關係

我們來整理一下。為什麼散漫孩子沒辦法靜下來？如前所述，大腦皮質的額葉是負責高層次認知功能的靈長類腦。尤其，額葉最核心的作用是抑制衝動。因此，如果難以耐心坐在書桌前，可能是因為額葉產生的衝動抑制功能無法正常發揮。若是額葉功能低下，難以抑制衝動，孩子就會處於「好無聊」、「什麼時候結束？」之類的心理狀態，不容易激勵。

反之，如果感覺的敏感度特別高，就會對其他孩子忽略的視覺、聽覺、嗅覺等刺激特別執著，反應特別敏感。因此，討厭的食物很多，去喧鬧的遊樂園也很辛苦。這樣的孩子有時會聽到父母或其他孩子聽不見的聲音，例如，他會對大樓廣播之前音響發出的高頻做出反應，從廣播前幾秒鐘就表現出以手掩耳的姿態。

這類情形都是由於顳葉和頂葉的活性過高而出現的行為。因此，即使智能沒問題，也經常表現出不符情況的行為，引起周圍人們的誤會。

氣質的變數

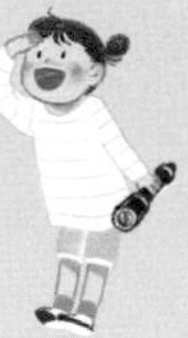

散漫行為還有一個重要變數——氣質(temperament)。有的寶寶不認生，任誰抱都笑盈盈，換地方睡覺也睡得很香，這樣的孩子稱為「氣質溫和的孩子」。反之，發現奶瓶被換就立刻察覺，一見到陌生人就放聲大哭，每天睡在同一處也哭鬧超過兩三個小時的嬰兒，則稱為「氣質難纏的孩子」。

最初使用氣質一詞的是心理學家，意指孩子處於某種狀況時的情緒、行動方式。心理學家和神經科學家對氣質高度關注，理由在於氣質是與生俱來的，從嬰兒期就顯而易見；根據孩子在什麼樣的刺激與環境下成長，此後也可能發展成不同樣貌。

換句話說，雖然氣質天生不變，但是根據孩子是否從周圍積累更多的正面經驗或負面經驗，天生氣質會進一步加強或減弱。結果，遇到特定情況時，孩子的應對方式會有所不同。心理學家與神經科學家要做的研究真是無窮無盡。

三種氣質的特徵

心理學家史黛拉・卻斯（Stella Chess）和亞歷山大・湯瑪斯（Alexander Thomas）長期追蹤一九五〇年代初在紐約出生的嬰兒，將嬰兒的氣質分為九大向度。他們觀察了孩子的活動量、規律性、趨避性、適應度、反應強度、情緒本質、注意力散漫度、堅持度與注意力持續時間、敏感度（反應閾）。最後，再將孩子分成三種類型：

· 氣質難纏的孩子（difficult）
· 氣質溫和的孩子（easy）
· 氣質慢吞吞的孩子（slow-to-warm-up）

研究顯示，天生氣質溫和的孩子占多數，約75%。他們的日常生活規律，適應力高，對於陌生對象或情況也會做出正面反應，所以與父母的關係良好。

另一方面，氣質難纏的孩子，據推算約有10%。這些孩子主要在睡眠或飲食習慣等日常生活方面呈現不規律的模式，慾望受挫就會表現出激烈反應。因此，父母會覺得育兒相當辛苦，經常有負面情緒，可能難與孩子建立良好關係。

最後，推算約有15%的孩子是氣質慢吞吞的孩子，他們看到陌生的人事物也不會表現出好奇心，在新環境下常常沒有活力。因此，這些孩子對於情況變化適應緩慢，父母會經常催促、提醒孩子，請他預作準備。孩子們則很難跟上父母的期待而倍感壓力，持續受挫。

每種氣質都有優缺點。難纏的孩子不完全只有短處，溫和的孩子也不完全只有長處。難纏的孩子有與眾不同的敏銳，溫和的孩子則是擅於應對變化壓力。不過，根據父母的教養方式，難纏的孩子可能成為敏銳的孩子，也可能成為乖張的孩子。溫和的孩子可能成為堅強的孩子，也可能成為看人眼色的孩子。

規律性和趨避性

難纏孩子的感覺很敏感。對味道變化敏感，嚴重時聞到特定味道會嘔吐。對於聲音，也是反應敏銳。這樣的孩子，只要稍微改變一下副食品的味道，或在平時睡覺的地方出現陌生的聲音，就會表現出強烈的排斥感。從父母的立場來看，許多時候很難察覺問題到底出在哪。該吃什麼好，要如何哄睡，像一道道課題。反之，溫和孩子的飲食睡眠有規律，偏食也不嚴重，相對來說更好養。

環境適應力

溫和的孩子在洋溢唱詩班歌聲的教會裡也能熟睡，被好久不見的親戚抱著也毫無戒心，開懷燦笑。這模樣在托兒所或幼稚園等托育設施是一項優點，因為通常會讓托育老師反應友善。反之，氣質難纏的孩子適應新環境需要很長時間，對於周遭情況反應敏感，例如與父母分離會過度不安。

情緒本質

氣質難纏的孩子面對小小刺激也會表現出強烈的情緒反應，感到不愉快的頻率也相當高。反之，氣質溫和的孩子接受外部刺激的能力良好，抗壓性強，看待世界的基本情緒是正面的。

確認孩子氣質的方法

想不想試試看，用簡單的方法來確認孩子的氣質？以下是簡單的檢核表。如果想知道更精確的結果，建議接受專門機構實施的標準檢查。要精確了解氣質，可以使用的檢查工具有氣質與性格量表（temperament and character inventory, TCI）、K－TABS韓國版嬰幼兒氣質與非典型行為尺度、

—BQ嬰幼兒氣質測定量表等。

為什麼每個孩子有不同的氣質？

那麼，為什麼孩子各有不同的氣質？答案在於大腦。處在煩躁狀況時，孩子會根據氣質做出溫和或強烈的反應。原因是這時大腦處理環境信息的方式，每個孩子都不一樣。

雖然負責認知功能的大腦皮質（靈長類腦）和負責本能行動的腦幹（爬蟲類腦）對整個大腦都有影響，但邊緣系統（哺乳類腦）對於氣質形成的影響最大。邊緣系統作為情緒中樞，是決定情緒反應的大腦部位。

氣質檢核表

項　目	勾　選
通常即興決定，不做深入思考	
喜歡與朋友一起學習	
活潑愛在外面玩	
開朗直率，對危險反應遲鈍	
通常玩一整天也不累	
人若犯我，我必犯人	
通常主動先向別人搭話	
多門功課一起做	
喜歡受稱讚與肯定	
想要主導一切	

三個以下：氣質溫和的孩子／四至六個：具有適當好奇心的孩子／七個以上：強烈刺激尋求型的孩子。

氣質與散漫的關係

氣質與散漫行為也有密切關係。氣質難纏的孩子會覺得任何事都比實際更壞或更危險。例如，說要去醫院，有的孩子就乖乖跟去，而氣質難纏的孩子卻老早因為害怕而哭鬧。去年明明玩得很開心的游泳池，今年強烈拒絕再去，或者以前喜歡的食物，久久沒給他吃，就緊閉嘴巴拒吃。這樣的孩子對於酬賞反應敏感，很快就會覺得無聊，所以表現出散漫行為。

二〇〇九年加拿大的路易士．施密特（Louis Schmidt）教授研究團隊做實驗探究氣質與大腦活動的關聯性。他們關注的是DRD4基因。DRD4基因是製造多巴胺受體的基因，而多巴胺正是在腦細胞之間載送各種資訊的神經傳導物質。依據DRD4基因如何生成，會表現出尋求強烈刺激或散漫的行為。

施密特教授以出生九個月大的嬰兒為對象，進行能夠觀察大腦活動的腦波檢查（EEG），並收集出生四十八個月孩子的DNA樣本，確認DRD4基因是否存在。之後透過父母撰寫的問卷掌握參與實驗孩子的氣質，比較其大腦功能、基因與氣質。結果顯示，氣質溫和的孩子大腦左側額葉較活躍，而氣質難纏的孩子右側額葉較活躍。

不僅如此，DRD4基因表現的反應也不同。尤其，該基因分長短兩型，表現為哪一型，孩子的氣質就不一樣。結果顯示，右側額葉較活躍的嬰兒之中，DRD4基因長型的寶寶較難安撫，而且長大後可能苦於散漫或注意力問題。反之，相關基因短型的孩子比較容易教養。由此可知，依大腦的活躍領域不同，孩子的氣質可能有所不同，DRD4基因也會產生影響。

由於DRD4基因而氣質難纏且活動性強的孩子，追求新奇事物的態度強烈，所以「看起來」是散漫孩子的機率很高。也就是說，孩子的大腦分析環境與做出反應的方式特別，所以可能用特殊行為表現出來。這意味著大腦與氣質、氣質與行為互有關聯。

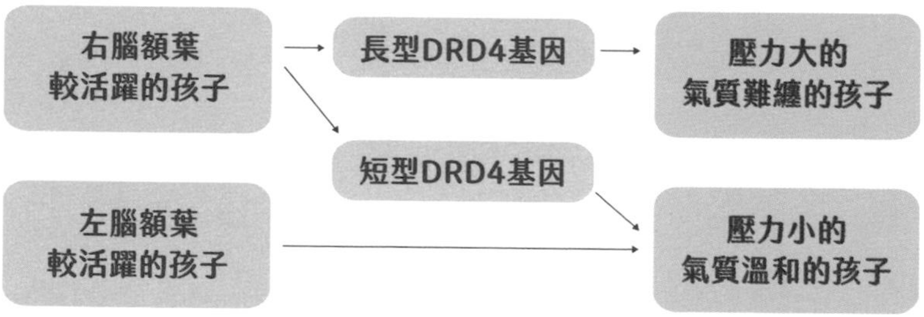

專題

精準辨識氣質的方法

運用以下檢查工具，可以客觀了解孩子的氣質：TCI氣質與性格量表、K-TABS韓國版嬰幼兒氣質與非典型行為尺度、IBQ嬰幼兒氣質測定量表等。這些檢查在多家大學醫院和地區心理中心施行。

其中，TCI氣質與性格量表的優點是，能夠同時檢視氣質和性格兩項因素。其中，氣質因素會觀察新奇尋求傾向、傷害迴避傾向、酬賞依賴、堅持等四項因素，性格因素則觀察自我導向、合作性和自我超越（若是孩子，即為陷入空想的傾向）等三種特性。

氣質因素：新奇尋求(novelty seeking)、傷害迴避(harm avoidance)、酬賞依賴(reward dependence)、堅持(persistence)

性格因素：自我導向(self-directedness)、合作性(cooperativeness)、自我超越(self-transcendence)

孩子的氣質對於理解孩子行為非常重要，所以臨床上經常運用；若可以同時進行父母的教養態度檢查，會更有用。父母和子女之間，難免也有彼此的氣質和性格是否契合的問題。孩子的天生性向與父母的教養風格對照來看，可以知道要補充孩子的哪一點、父母的教養方式應做何修正，從而找到最佳的教養方法。

JTCI 7-11　兒童版氣質與性格量表 7 至 11 歲					
JTCI 7-11	尺　度	原始分數	T 分數	百分位	百分位圖（30／70）
氣質	新奇尋求 (NS)	27	58	80	NS 80
	傷害迴避 (HA)	32	62	86	HA 86
	酬賞依賴 (RD)	25	43	20	20 RD
	堅　持 (P)	29	55	68	P 68
性格	自我導向 (SD)	15	22	1	1 SD
	合作性 (C)	27	38	12	12 C
	自我超越 (ST)	15	53	59	ST 59
	自我導向 + 合作性	42	28	2	

*** T 分數是將原始分數轉換為平均五十分，標準偏差為十分的標準分數。**

*** 百分位數在三十以下者，表示相應尺度的特性低；七十以上者，表示相應尺度的特性高。**

*** 本 JTCI 結果圖的引用已獲마음사랑株式會社許可。**

天賦也能改變的環境力量

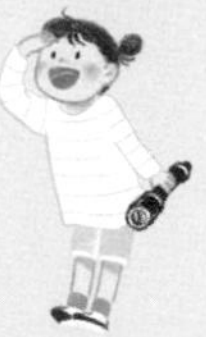

許多人誤以為遺傳天賦是無法改變的。但《自私的基因》(*The selfish gene*)作者理查·道金斯(Richard Dawkins)曾表示，遺傳密碼並未決定一切，它會隨著既有環境改變。

得自父母的遺傳因素，並非全部都會顯現出來或產生絕對影響。有的遺傳因素從幼年就出現，有的會隨環境而不顯現。就像拿一百塊樂高積木，隨製作者不同，成品形狀也會有所不同一樣，遺傳因素一定要遇到特定環境才會顯現。

基因並未決定一切

以氣質為例。氣質會受到杏仁核（amygdala，又稱扁桃體）或邊緣系統等哺乳類腦的影響，但性格與智能是源於額葉和頂葉等靈長類腦（大腦皮質）。而且，大腦皮質會隨環境變得更靈活，而得以擺脫基因的侷限。也就是說，雖然氣質受到哺乳類腦（杏仁核或邊緣系統）的影響，但對高度化社會活動有影響力的認知功能或性格，可在靈長類腦（大腦皮質）獲得調節，所以隨靈長類腦的成長方式不同，氣質的影響也會有所不同。

美國行為遺傳學家約翰．洛林（John C. Loehlin）透過一九八五年的研究發現，即使是基因百分之百相同的同卵雙胞胎，性格也會變得不同。研究顯示，就算是同卵雙胞胎，隨既定環境不同，手足之間的性格屬性一致率為

50%，異卵雙胞胎為30%，非雙胞胎的手足為20%。至於感性、社會性、攻擊性、誠實性等性格特徵中，50%會根據我們的周遭環境決定。因此，天生氣質難纏的孩子也可以在父母教養、成長環境、學習結果的影響之下，更有彈性地接納情況，成長為承受較小壓力的人，進而把難纏氣質擴展為自己的優點。

氣質是天生的，但環境可以改變

因此，面對天生氣質難纏、行為散漫的孩子，一味訓斥並非正確的對策。這就像斥責高個兒的孩子說：「為什麼你比其他孩子高？」

散漫行為是難纏氣質與家庭、環境的相互作用中顯現出來的結果。氣質是天生的，無法改變，但家庭與環境可以改變。父母應該學習符合孩子氣質的適當教養方式。

許多父母在諮商室說：「老二出生之後，才開始思考氣質是什麼。」養老大時，懵懵懂懂很辛苦，由於是新手父母，理所當然接納一切，但發現老二與老大有些不同時，親身體驗了「同一個肚皮生也差這麼多」。做完教養態度檢查後看結果，常常有人後悔是否只把合乎己意的氣質強加在其中一個孩子身上。最常挨罵的孩子是活潑衝動的孩子這一方。

父母詢問要如何對待散漫孩子，我給他們的建議是「稱讚」。對待一直遭到指責挨罵的孩子，稱讚和身體接觸是必要的。如果猶豫「這是值得稱讚的事情嗎？」請盡量選擇稱讚。如此改變教養方式八週，持續給予稱讚和身體接觸，就能感受到孩子的行為逐漸迎合養育者。

積累正面經驗的方法

面對散漫行為，溫暖的接近比責備更重要。敏感難纏的孩子需要反覆積累這樣的經驗：雖然事情又可怕又困難，忍耐著克服過去就會有好結果。這樣的話，敏感的孩子就能成長為富有創意、高度感性的孩子。請記得父母可以為散漫孩子做的事。

・客觀理解孩子

如果孩子的行為引人注目，在學校或社會上受到損害，父母最好能夠客觀掌握孩子的情況。如何能夠客觀分析理解孩子呢？小兒精神科和心理中心提供的檢查會有實質幫助。

・**打造井然有序的環境**

散漫孩子喜歡說話，一個人也吵吵鬧鬧，喜歡新奇事物，所以經常覺得無聊。請打造能夠讓散漫孩子更為專注的環境，培養他耐得住無聊的能力。

井然有序地整理好居家環境是要務。散漫孩子受到視覺刺激時，杏仁核活性會升高，也就是對周圍視野反應敏感。因此，如果視覺刺激多，專注力容易下降而變得散漫。尤其注意別在書桌上或書房放置太多東西。

・**培養自由的特性**

散漫孩子耐不住無聊的情況。在學校裡，比起一般孩子，他們經常被指責不切實際，只關心沒用的東西。為了不讓孩子畏怯，家中請協助孩子培養創意。請為孩子打造一個自在舒適的空間。建議在孩子房間裡搭小帳篷，分隔出一塊空間，裡頭可以成為他自己的專屬世界。

．重視預習，勝於複習

對於大部分人來說，反覆學習是有效果的，但散漫孩子討厭反覆作業、常規形式，很快就會厭倦。若要複習今天學到的東西或一再指導直到完全了解，父母與孩子之間只會反覆發生爭執。散漫孩子喜歡新事物，偏好用自己的方式去嘗試。因此，引導孩子用自己的方式預習，會比帶他複習更好。

專題

我是什麼樣的父母？

教養態度檢查（parenting attitude test profile, PAT）是掌握父母和孩子性向，了解兩者是否相契的心理評估工具。總共分成八個子領域，確認父母、祖父母或與孩子教養相關的其他家人是否存在教養風格上的差異，有助於客觀檢視主要教養者和輔助養育者的教養是否適當。

評估領域：支持表現、合理說明、成就壓力、干涉、處罰、監督、過度期待、非一貫性

所有領域都存在優缺點。例如，如果父母的支持表現分數高的話，對於孩子的社會性發展會產生正面影響。不過，如果支持表現分數高，但孩子很固執的話，父母往往會讓步，結果反而助長衝動或攻擊性傾向。教養態度檢查是考量孩子的氣質和性向來判斷。所以，它的用處不在提供固定答案，而是可以根據孩子的特性，確認身為父母要注意哪些地方。

藉科學之力讀懂孩子內心的方法

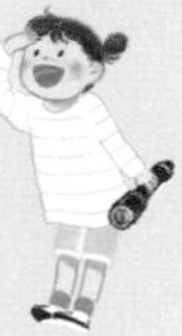

「志安的檢查結果，應該會是準確的吧？」

仔細想想，從接受檢查的前一天開始，孩子就變得很敏感，好像不是正常狀態。因為是上午十點檢查，所以想早點哄孩子睡覺，結果對討厭睡覺的志安訓了一頓，志安哽咽哭到吐，過了午夜才睡著。第二天早上，孩子起不來，又哄又逗，終於趕上檢查時間。搭電梯上去時，還多次對他耳提面命。平時抱怨幼稚園上午班很無聊的志安，那天不知怎地特別興奮，我很懷疑他是否能好好接受檢查。

志安膽子小、容易憂慮不安、經常忍不住好奇而發問。志安的好勝心也特別強，如果輸掉比賽，就會生氣想哭，然後與朋友吵架。雖然會因為頂嘴挨老師罵，但有時候也會得到自己喜歡的課後輔導老師大力稱讚。幸好志安順利進入檢查室。BGT、HTP、SCT、MMPI、KFD、ADS、K-WISC-IV、Rorschach、K-CBCL、CAT，身為媽媽，生平第一次聽到這些測驗名稱，很擔心志安能否順利接受檢查，自己也為了填寫密密麻麻的問卷而滿頭大汗。

精神健康檢查

任何父母都曾經用智慧型手機做過一、兩次「了解孩子氣質」、「孩子的發展檢查」等類似名稱的簡單測驗。但是，若要掌握孩子的情況，這些測驗的問題項目少，而且是依賴父母的觀點得出結果，憂心忡忡的父母可能會很焦急。這類簡易測驗很難綜合掌握孩子的情況。

單憑一次血液檢查、一次核磁共振造影，就能準確判斷整體的身體狀態嗎？通過個別檢查，能夠掌握的資訊是有限的。而綜合檢查是透過血壓、血液、心電圖、核磁共振、內視鏡檢查等各種檢查來掌握身體狀態，不只檢視有問題的某個地方，而是仔細查看是否有潛在的危險因子、是否有尚未暴露的疾病。

與身體健康檢查相對應的是綜合心理測驗組合(full-battery)，這是為了觀察精神健康綜合狀態而做的檢查，為了掌握孩子的智能、氣質、注意力等而開發的。簡言之，這可說是旨在察看精神健康的綜合檢查。

綜合心理測驗組合也可以按照每個人的情況微調內容後進行。就像體檢時，也會根據當下的身體狀態而追加或刪減特定檢查，例如追加兩年一次的大腸內視鏡檢查，或最近頻頻受偏頭痛所苦而追加腦部電腦斷層掃描（CT）。精神健康也是一樣，會根據孩子的發展程度、檢查者想要詳細了解的是認知部分或發展部分，而可能有不同的檢查。

此時，檢查的內容也很重要。胃痛時，用大腸內視鏡可以知道哪裡不舒服嗎？脊椎疼痛所引起的頭痛，做腦部電腦斷層掃描是不可能找到原因的。綜合心理測驗組合也是一樣，一開始要篩選出哪些必要檢查項目就很重要。

為了掌握特定部位的問題，有時會進行兩種以上看起來類似的檢查，從多層面一一點檢。就像為了得知不同資訊，有時會用X光、電腦斷層掃描、核磁共振拍攝同一部位一樣。

例如，假設有個孩子讀書速度慢，原因可能是接收與解釋文字的顳葉和枕葉功能有問題，也可能是連結讀過內容的記憶力下降，導致讀書速度慢。

還可能是雙眼移動（即「跳視」）調節不佳，因震動導致視網膜上結成的文字圖像不清晰。像「讀書速度慢」這樣一個問題行動中，可能有各種原因。

因此，從多層面篩選出問題所在，是提供孩子正確幫助的第一步。通過綜合心理測驗組合，可以更加綜合性地了解平時導致孩子感到茫然的心理問題。現在我們來了解一下綜合心理測驗組合的內容，以及透過測驗結果可以知道什麼。

投射測驗解讀孩子內心的方法

心理檢查大致分為兩種：投射測驗 (projective test) 和客觀測驗 (objective test)。其中投射測驗是透過圖片或文句，直接觀察與解釋孩子心理的檢查。與客觀測驗用數字來表現不同，投射測驗的優點是可以更仔細地掌握孩子隱密的心理特性。但這類測驗的侷限是，依照孩子狀態與檢查者的不同，解釋會出現差異。所以，在做心理評估時，任何時候都會同時進行投射測驗和客觀測驗，以便從多角度掌握孩子的情緒和認知狀態。

代表性的投射測驗有羅夏克墨漬測驗(Rorschach test)、屋樹人測驗(house-tree-person test, HTP)、家庭動力繪畫測驗(kinetic family drawing, KFD)、語句完成測驗(sentence completion test, SCT)等。投射測驗是評估者在自由環境中觀察孩子反應模樣並進行解釋的質性檢查。

羅夏克墨漬測驗

這是看到模糊墨漬，自由說出浮現想法的心理檢查。從孩子吐露的故事，了解孩子的經驗、隱藏需求、應對模糊情況的習慣，解讀其性格特徵。

例如，孩子看著畫，自由說出「怪物正在看著我家」、「外星人為了毀滅地球，正乘坐幽浮攻過來」等內容，以此為基礎尋找孩子反應的一致性，或解讀孩子對每一張畫做出反應的狀態。

雖然測驗本身很簡單，但透過追加提問和交談的過程，可以理解孩子將世界視為親密的地方或具威脅的地方，也可以觀察孩子隱藏心中的傷痛。從中還可以看出散漫孩子平時經歷的團體活動困難，以及對經常指責自己的老師或親戚等大人有何感受。因此，該測驗尤重諮商者引導與解釋孩子對話的能力，以及給孩子的協助。

羅夏克墨漬測驗表面上是看到墨漬後引出自由答案的單純問答，但過程是透過標準化程序進行檢查，再加以細緻深入的解釋。所以，臨床人員常在製作結果報告書上耗費相當多時間。由於這是主觀檢查，一般會與屬於客觀測驗的明尼蘇達多相人格測驗(minnesota multiphase personality inventory, MMPI)一起進行。

屋樹人測驗

這是只要有鉛筆、四張A4紙和橡皮擦就可以進行的簡單投射測驗。雖然準備物很簡單，但透過檢查得以了解的內容很豐富。從中可以窺見孩子對家人的基本情感、孩子如何描繪自己的形象，以及如何接納世界、解釋世界的方式等。

在測驗中透過用鉛筆畫線的過程、紙上表現的鉛筆壓力、圖畫大小或人的表情，逆向追蹤反映在孩子內心的心理形象。舉例來說，如果圖畫整體偏素描本的左側角落，可以掌握到孩子情緒化、執著於過去的傾向；如果把人畫得很小，可以推測孩子的自尊感低，能量水準低落。另外，自尊感低的孩子筆壓較弱，畫畫時線條較模糊。身體部位中不太會畫手的孩子，報告顯示孩子較為消極，人際關係方面有不滿的情況。人際關係上遇有困難的孩子，不畫臉的正面，而是畫側面，暴露出防禦性傾向。這項測驗不是只看畫本身來判斷心理而已，還會擺放著畫與孩子對話，掌握孩子藏在更深層的心理。

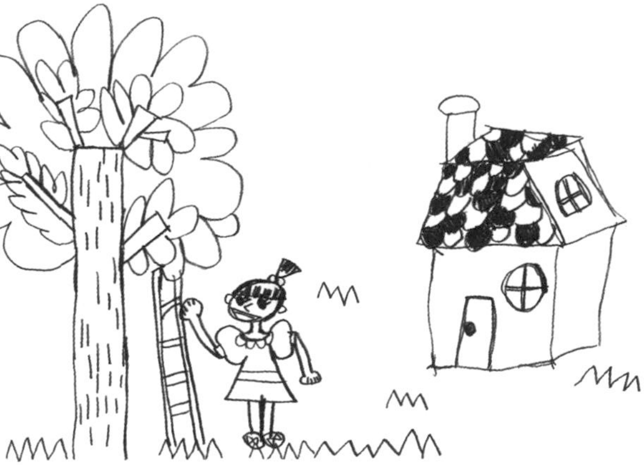

▲屋樹人測驗

家庭動力繪畫測驗

這項測驗讓孩子畫出每一位家人做什麼活動，一起檢視，理解孩子的不安感、幸福感與情緒矛盾。

畫中經常反映出家庭成員在家中的位置或角色。很多情況下，爸爸會表現出休息的模樣，像是看手機或躺著。另一方面，媽媽經常被描繪為煮飯做菜或抱著孩子等做家務的模樣。

想要擁有自我主導權的青少年，

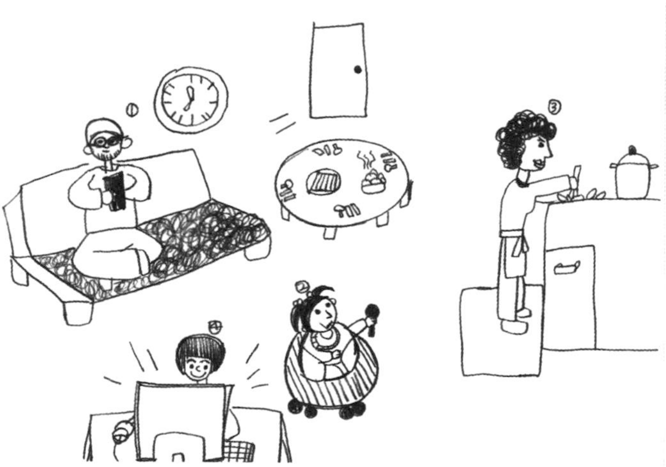

▲家庭動力繪畫測驗

有時會畫出自己升到比其他家人更高的臺子上。如果有嚴重的病理問題，家人也可能被描繪為沒有臉孔。測驗也會檢視畫中有沒有省略的家人。

語句完成測驗

語句完成測驗的內容組成為兒童三十三道問題、青少年三十八道問題、成人五十道問題，是投射測驗中最簡便有用的檢查。做法是在給定的語句後面寫下想法來完成句子，此時別思考太久，必須寫下「腦中最先浮現的話」。給定的語句如下：

・對我來說，看起來可怕的是＿＿＿＿＿＿

・我想瞞著媽媽做的事是＿＿＿＿＿＿

・如果我和弟弟年齡相同的話＿＿＿＿＿＿

通常可以從中獲得線索，推測孩子對家人、朋友的反應和態度，以及他自己的現況與未來。按照孩子如何完成語句，可以觀察孩子看待世界的態度、對未來的想法、內在的不安。

此外，臨床上也經常使用主題統覺測驗(thematic apperception test, TAT)，這是像羅夏克墨漬測驗一樣，觀察孩子對模糊刺激之反應的投射測驗。其優點是，由於孩子不知道會受到什麼評估，所以心理上防禦不易，有助於檢視孩子當下的真實心理。

不過，因為測驗結果很難用精確數值來表示，也就難與同齡孩子比較，而且評估者不同，解釋也會有所不同。為了彌補這樣的侷限，可以同時進行比較不受測驗者或周邊環境影響的客觀測驗。

客觀測驗解讀孩子內心的方法

客觀測驗是一種透過統計，將孩子的能力與同齡兒平均水準相比較的評估。無論在任何機構接受檢查，問題項目都相同，檢查程序與時間等都有明確規定。還有一個優點是，測驗結果會整理成容易理解的數字，有助於直觀了解孩子的注意力或智能程度。

代表性的客觀測驗有魏氏兒童智力測驗（Wechsler intelligence scale, KEDI-WISC, K-WISC-III, K-WISC-IV）、精密注意力測驗（advanced test of attention, ATA）、綜合注意力測驗（comprehensive attention test, CAT）、明尼蘇達多相人格測驗等。

這些測驗的優點是測驗後的評分與解釋簡便客觀，且信賴度與正確性良好。也就是說，評估者對於測驗結果沒有太大的影響。另一方面，若是測驗時間超過三十分鐘的魏氏智力測驗或綜合注意力測驗，孩子在理解測驗內容本身時，可能遇有困難而覺得無聊，導致測驗結果不同，所以測驗當天孩子的狀態很重要。

旨在了解智商的魏氏兒童智力測驗

魏氏兒童智力測驗適用於五歲至十五歲的孩子。該測驗以作業智商(performance IQ, PIQ)和語文智商(verbal IQ, VIQ)的平均值來判定全量表智商(full scale IQ, FSIQ)。例如，作業智商為一百一十，語文智商為九十，則全量表智商為一百。雖然細部測驗內容沒有太大變化，但最近經過改版，以語文理解、知覺推理、工作記憶、處理速度等四大範疇來顯示結果。

用全量表智商可以預測孩子在多重領域的適應度，例如對課堂所見所聞的理解能力，以及與同齡孩子互動所需的語言表達能力。另一方面，即使全量表智商高，但如果作業智商和語文智商差異大，務必具體掌握認知的強項與弱點。

安靜型的散漫孩子，即愛發呆的孩子，在細部項目中，處理速度的分數明顯偏低，所以看起來像是無法快速計算或行動一樣。反之，衝動型的散漫孩子常見的情況是整體認知功能失衡，例如複雜的知覺推理和工作記憶分數差距明顯等。因此，具體了解魏氏智力測驗的結果，可以掌握孩子的強項和弱點，也可以推測他與同齡孩子相處的困難之處。

補充參考，魏氏兒童智力測驗以前的版本是四版（K–WISC–IV），最新版是五版（K–WISC–V），用最新版來做測驗的話，智商分數會有較低的傾向。

指　標	語文理解	知覺推理	工作記憶	處理速度	整體測驗
智商（IQ）分數	106	80	123	82	96
質量水準	中等	中下	優等	中下	中等

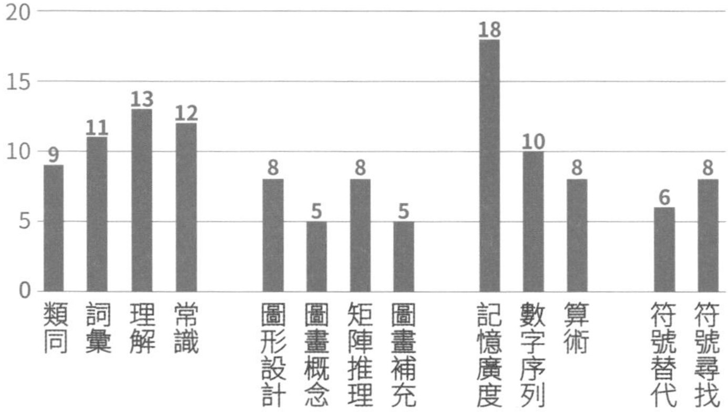

▲魏氏智力測驗結果舉例

原因是反映了弗林效應（Flynn effect），也就是隨著世代變化和社會複雜化，平均智商會提高。所以在推出新版本時，智商平均分數一百分的基準會漸漸往上調整。因此，與前一版本相比，最新版的測驗分數較低，但實際上孩子的智商並未降低。

如果孩子沒有表現出特殊問題，最好在小學入學前的六至七足歲之間進行魏氏智力測驗。因為，若要預測之後的學業成就，此時的測驗結果最值得信賴。

為愛發呆孩子進行的注意力持續度表現測驗

能夠區分愛發呆孩子和衝動抑制困難孩子的有效檢查之一，正是精密注意力測驗和綜合注意力測驗，這兩種測驗都是注意力持續度表現測驗

(continuous performance test, CPT）的一種。測驗方式是在電腦螢幕上顯示特定符號和數字十多分鐘或播放聲音，觀察孩子對測驗刺激的反應有多「快」、「準確」、「一致」。這項實驗是在無聊狀態下觀察孩子注意力持續的程度。孩子沉迷於YouTube或遊戲一個小時以上，很難說他的注意力或專注力好。所以，本測驗特意製造無聊情境，觀察孩子反應的速度與一致性。

愛發呆孩子經常錯過刺激，「遺漏性錯誤」較多。反之，散漫、衝動性強的孩子有較多「違規性錯誤」，也就是對於莫名刺激重複反應的情況，比同齡兒的平均值更為頻繁。

這項檢查是針對四歲兒童至四十九歲成人的標準化測驗，對於客觀了解認知發展水準大有助益。魏氏智力測驗中的「處理速度」和「工作記憶」，與綜合注意力測驗的結果高度相關，所以用來與同齡孩子的平均水準相比較

	選擇性注意力作業（視覺）	選擇性注意力作業（聽覺）	持續性注意力作業	旁側干擾作業	分散性注意力作業		工作記憶正向	工作記憶逆向
遺漏性錯誤	正常	正常	正常	低下	低下	擊中反應次數	警戒	低下
違規性錯誤	低下	正常	正常	低下	低下	空間記憶廣度	正常	低下
擊中反應時間平均值	低下	低下	警戒	低下	正常			
擊中反應時間標準差	低下	警戒	正常	低下	正常			
專注度（d'）	2.24	3.35	3.00	-0.30	-0.41			
冒險取向（Beta）	0.47	3.63	0.43	0.96	0.90			
固著性錯誤	6	0	0	33	0			
多重反應	3	0	1	6	0			

▲注意力持續度表現測驗結果舉例

時，可以客觀觀察孩子的注意力和智商。

掌握孩子情緒問題與思考的明尼蘇達多相人格測驗

明尼蘇達多相人格測驗是自我報告型心理測驗，透過無數研究和臨床案例而成為幾乎沒有可行性爭議的客觀性格檢查。這項測驗不分好惡，且測驗與評分簡便，得到臨床心理學家的廣泛使用。

透過該測驗，可以觀察到孩子的情緒問題與思考，散漫孩子很可能不斷聽到周圍人們的負面言語，所以經常表現出高度不安、客觀情況判斷力低的結果。例如，散漫孩子過度按照己意解釋周遭情況，所以別人覺得沒關係的事，他卻常常無法輕描淡寫帶過而放在心裡，或者誤會別人指責和攻擊自己。在這種情況下，測驗結果會反映出自我效能感下降、強迫思考、按照己意解釋他人行為與意圖的傾向。這種情形可能導致家庭關係問題，而且孩子在建立人際關係方面處於被動，缺乏持續維持關係的心理資源，可能表現出反覆迴避的模樣，所以這項測驗對於完善社會性不成熟或不足的層面有所助益。

這些客觀測驗能以明確數據呈現孩子目前的狀態，幫助父母掌握教養方向。

實際上，加拿大麥基爾大學(McGill university)與道格拉斯精神健康大學醫院(Douglas mental health university institute)研究團隊曾透過持續性注意力測驗，檢測有過動表現之兒童的行為。測驗結果顯示，比起過動行為本身，他們常在維持注意力、調節衝動方面更感困難。為彌補這些弱點，藥物與各種心理介入都有效果。

許多父母常說：「我的孩子真的很散漫，但神奇的是，他的成績很好，就算上課時間沒在聽課，老師問都答得出來。」這是孩子的注意力雖然比同齡兒差，但智力尚可彌補的情況。不過，當孩子升上國中、高中，注意力在課業學習上越來越重要。當學習內容變難、學習量增加時，單憑智力的效果是有限的，所以必須透過客觀測驗觀察孩子的狀態，若發現他們有困難之處，再藉由適當的教養和訓練來補強。

為求檢查準確的準備

如果像志安一樣，在檢查前一天沒有睡好覺，進行智力測驗或注意力測驗時，可能會產生一些影響。雖然測驗的設計會把這類因素都考慮進去，但以準確數據測定心理能力的作業複雜，檢查前調整好孩子的狀態非常重要。

心理檢查所費不貲，為求結果準確，應做好如下準備：

・協助孩子有充足睡眠

為了提升結果的信賴度，檢查前一天最好有充足的睡眠。此外，若有輕微的感冒症狀或平時有鼻炎、過敏症狀，服用含有抗組織胺的綜合感冒藥或鼻炎藥，可能會因為副作用而想睡覺，使檢查受到影響，所以當天最好不要吃藥。

・預先告知孩子將接受什麼樣的檢查

我常常看到孩子未被預先告知要做檢查，所以拒絕進入檢查室或頻頻進出廁所的猶豫模樣。為了獲得正確的結果，務必向孩子概略說明檢查的性質，協助孩子做好心理準備。當然，比起直接提及疾病的事，建議先說「現在升三年級了」或「現在上中學了」，所以進行注意力檢查有助學習，這樣可以強化孩子進行檢查的動機，同時做好心理準備。

・請找臨床經驗豐富的專家

若是投射測驗，每個專家對於結果的解釋常有差異。臨床心理師觀察孩子並解釋其特性，所以隨臨床心理師與孩子反應不同，解釋可能產生差異。由於是人與人會面進行檢查，即使是相同的反應，每名檢查者可能有不同的解釋；另一方面，即使是同樣的問題，孩子面對不同檢查者也可能做出不同的反應。因此，請盡可能選擇臨床經驗豐富的地方，信賴度會比較好。如果決定接受心理檢查，必須慎重了解檢查機構。

關於心理檢查，具備官方認證資格[7]的專家如下：

精神健康臨床心理師：擁有韓國保健福祉部頒發資格證者

臨床心理專家：擁有韓國臨床心理學會頒發資格證者

臨床心理師：擁有韓國產業人力公團頒發資格證者

‧提供具體解說檢查結果的地方為佳

最好能夠具體聽取檢查結果。許多父母投入相當費用進行綜合心理測驗組合，卻未能充分聆聽檢查結果，只收取診斷意見和檢查結果而已。聽到意想不到的診斷名後，很多父母都陷入精神崩潰的狀態。相當多的父母慌忙離

7 編註：在臺灣，臨床心理師的養成與認證，可參考蘇益賢、丁郁芙臨床心理師的圖文整理，請見：https://headshrinkerspocket.blogspot.com/2015/12/blog-post.html

開諮商室，回到家後仔細靜思，才想到孩子檢查結果的相關疑問，但由於再度接受諮商不易，只能透過網路諮詢。然而，非專業的回答反而會妨礙理解孩子的狀態，導致錯誤想法。因此，重要的是從一開始就對檢查結果仔細進行諮商，而且要明確聽取能夠得到專家協助的部分，以及居家父母可以幫忙的部分。

如前所見，根據科學和統計方法進行心理評估，可以一一檢視孩子與同齡兒相比的實際注意力程度，以及哪些方面需要幫助等。所以不僅可以得到充分證據來解決問題，還可以考量孩子的認知與情緒特性，掌握未來協助孩子的方向。

專題

如何得知孩子有什麼不一樣？

何時得知、如何得知孩子有什麼不一樣？一定要接受檢查才能察覺嗎？養育特殊孩子的父母們常常聽到「孩子晚說話」、「孩子非常好動」之類的話。這時，主要會上網查看媽媽討論區裡的經驗談。比較其他孩子與自己孩子的狀態，並非錯誤的方法。不過，如果有正確的參考指標，就不會因為別人的主觀經驗而動搖。

在孩子成長方面，發展心理學正是參考指標。發展心理學是統整人類發展必經過程的一門學問。當然，並非所有孩子都要像約好一樣在同一時期達到特定的發展階段。每個孩子的發展速度明顯不同。儘管如此，還是存在「必須」經歷的發展階段，如果省略或跳過該過程，在發揮情緒和認知功能時，可能會遇到困難。

發展的標準指標

發展指的是孩子為了生活而學習的必要技能，能夠配合情況做適當行為的「適應連續進程」。從媽媽肚子裡開始，誕生在世上，直到死為止，人歷經身體、認知、情緒等發展階段。雖然所有發展過程都很重要，但針對幼兒會透過「語言發展」和「小肌肉發展」來檢核是否適應良好。

小肌肉和大肌肉的運作是活動身體、探索世界、具體操作事物的能力。身體活動與大腦緊密相連，不僅是身體發展的基礎，也有助於認知功能的發展。特別是小肌肉的發展，對於調節與說話相關的舌頭肌肉等語言表現有重要作用，所以最好從幼兒期開始就密切注意小肌肉發展。但並不是說小肌肉發展遲緩就會導致所有認知功能下降。

語言發展是社會性的基礎。但與小肌肉、大肌肉發展不同，語言發展難

發展階段	嬰兒期	學步期	學齡前期	學齡期
	0~12 個月	12~48 個月	4~7歲	7~12歲
大肌肉發展	翻身、爬行、站立	無輔助下走路和跑步、大小便自理	單腳跳、跳繩、用剪刀	球類運動、騎腳踏車
小肌肉發展	手搖玩具	疊方塊、畫圓形(2 歲)、畫十字形(3 歲)	畫四角形(4歲)、畫五角形(6歲)	繪畫各種圖案、製作模型
認知・語言發展	牙牙學語(3~4 個月)、尋找藏起來的東西(8 個月)、共同注視(跟隨成人視線看)	說出媽媽、爸爸單詞(12 個月)、說出 2~3 個單詞的句子(24 個月)、習得 200 多個單詞	語言能力急速增長、說玩笑話、說話富含想像力(說謊)	能玩需要智力的遊戲、鍛鍊身體技術、讀字寫字
社會性・情緒發展	對視(1 個月)、社會性微笑(2~8個月)、分離焦慮與認生(6~8 個月)、依附形成(6~12 個月)、看眼色	自我主張與拒絕表達、耍賴哭鬧、攻擊行為、主動探索周遭	模仿性別角色、與同齡朋友合作玩遊戲、怕鬼和怪物、開始順從社會規範	利他行為、關心與照顧、遵守秩序的意識、團體運動
發展課題	依附・基本信賴感形成、中樞神經系統成熟	攻擊性和衝動控制、自律性發展、自我分離・個別化	學習性別角色、掌握目標意識、學習社會角色	適應同儕關係、自尊心
病理表現時點	睡眠問題、自閉症類群障礙、智力障礙	異食症、對立性反抗症問題、反應性依附障礙、語言發展遲緩	夜尿症・大便失禁(無法控制大小便)、夜驚、發展性語言障礙、ADHD	自尊問題、學習狀況不佳、反抗、不安、憂鬱、強迫障礙、妥瑞症、恐慌障礙

▲幼兒的發展階段

以用眼睛確認發展狀態，而且發展速度因孩子而異，所以稍有不慎，就會錯過適當的治療時機。尤其語言發展、語言理解能力與智力高度相關，自幼兒期開始細心觀察為佳。

發展遲緩造成連鎖影響

我們從外部看到的發展，並非只是身體某方面獨立達成，而是大腦與身體發展造成連鎖影響而發生，從而適應環境。因此，特定時期應有的發展若未發生，就會遭遇連鎖困難。

例如，比較晚才開始說話且語言理解力差的孩子。由於意思表達困難，所以孩子無法熟練地向父母說明自己想要的東西。另外，在托兒所或幼稚園，與其他同學相比，也無法向老師尋求適當協助。孩子無法及時溝通，更可能比同齡兒經歷較多的負面經驗。這樣的話，世界對孩子來說將會是一個敵視的、不親切的地方。如果這類經驗反覆發生，孩子的自尊心會下降，認為他人是不值得信任的危險存在，出現迴避陌生人或陌生情況的傾向，有時會以強烈拒絕去托兒所或過度迴避老師的行為來表現。

也就是說，雖然只是語言發展較晚，卻在托兒所或人際關係上遭遇適應困難，因此可能出現冷淡或裝作沒聽到別人說話的行為、無法執行指定事項而反抗的模樣、不看眼色的行為等。因此，按照不同時期來檢核孩子的發展速度是很重要的。

Q：發展遲緩一定是問題嗎？

在孩子的整體發展中，有一個行動與年齡不符，並不代表有問題發生了。也就是說，說話遲緩不會立即懷疑有自閉症，行為衝動也不會馬上診斷為ＡＤＨＤ。並非所有孩子都像量尺一樣按照發展年齡成長。專門機構也傾向保留六至十二個月左右的差距來觀察。

不過，嬰兒期是在身體上感受到的感覺與運動為大腦開路的時期。因此，相對來說，比其他發展時期更為重要。例如，若孩子耳朵有問題，對聲音反應不佳，掌管聲音的大腦區域無法接受正常刺激，就可能導致發展不良。雖然是耳朵的問題，但大腦未能接受刺激而無法發展，往後即使把耳朵治好了，處理聲音的大腦區域也可能沒有反應。因此，出生六個月左右的嬰兒，若有不往發出聲音的地方看或無法對視的情形，最好在嬰幼兒檢查時諮詢醫師，或到專門機構接受發展檢查。

Q：小肌肉發展慢的話，其他認知發展也會慢嗎？

小肌肉發展遲緩並不一定意味著認知發展遲緩。例如，只是小肌肉發展較晚的孩子，不容易用手撕開糖果包裝而使用剪刀，很難視為認知發展有問題。小肌肉發展要觀察到滿五歲為止。

Q：語言發展遲緩的話，耍賴哭鬧和固執的情形會更嚴重嗎？

孩子老是哭鬧耍賴，往往被誤會是語言發展遲緩而無法自我表達。當然，語言發展慢的話，鬧脾氣的情形也會增加，但是滿三十五個月的話，應該更加細心觀察。一般來說，滿三十五個月的孩子，可以理解「不哭鬧，等一下就給你糖果」之類有附加條件的表達方式，所以不把孩子哭鬧的情形視為語言發展有問題。

不過，如果孩子的語言發展遲緩，無法理解「不哭鬧，等一下」這種附加條件，只理解「給你糖果」，而父母說要給卻沒給，孩子就會哭鬧耍賴。因此，考量孩子平時的語言發展程度，區分出孩子究竟是在耍固執，還是因為無法理解而情緒爆發，管教會變得比較容易。

Q：說話好像有點晚，需要接受語言治療嗎？

說話時需要協調舌頭的細部肌肉才能發音，所以需要先發展小肌肉。因此，等小肌肉運動性自然提升之後，再進行語言治療更好。而且，進行語言治療時，比起把重點放在說話順暢，治療方向以提升語言理解力為佳。

Q：孩子晚說話也可以送托兒所嗎？

如果語言理解力低下，通常上托兒所可能會適應困難。在接受專門機構檢查之前，請先在家中確認孩子的語言理解力。兩週歲後，請孩子把兩樣東西拿過來時，他應能做到。例如「請幫媽媽拿一個餅乾來，爸爸也要一個」。

孩子應能做到這類小差事。又如「把球放進籃子裡」、「可以幫忙把餐桌下的毛巾拿過來嗎？」孩子應能理解這類與位置相關的用詞，而且會比大小。

我們腦中負責語言理解力和控制小肌肉的部分是相連的。因此，走路或跑步等大肌肉活動沒有問題，但無法做到單腳站立、原地跑步等細部化運動的話，可視為小肌肉發展延遲。在這種情況下，發音可能會不準，排便訓練也可能會延遲。孩子在托兒所之類經常與同齡兒一起活動玩耍的環境中，心理上可能大感畏怯，所以送孩子到托育機構之前，最好先了解一下他是否能夠順利適應、是否需要適當治療。

Q：哪些檢查有幫助？

若要觀察孩子的發展情形，兒童發展量表（child development inventory, CDI）會有所助益。該量表以父母的觀察為基礎，分成孩子的社會性、大肌肉和小肌肉發展、語言理解與表達、文字與數字理解、自理行為等範疇，以圖表顯示生理年齡和各範疇的發展年齡，便於掌握與因應孩子發展上的弱點。

別把孩子侷限在診斷名的框架裡

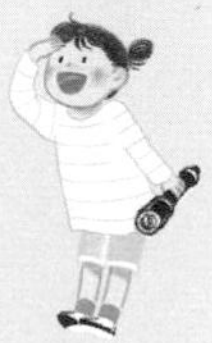

摘要與建議

滿七歲，男，李志安

整體智力處於平均水準之上，認知能力良好，但指標與智力測驗內的細部檢查（語文理解／知覺推理／工作記憶／處理速度）之間的偏差明顯，暗示發展不均衡。

雖然有追求學業成就的適當心理，對於學業無排斥感，但透露出興趣好惡分明、注意力與衝動性抑制的問題，可能會在學業方面妨礙孩子擁有的智力。另外，靈活應對社會狀況的能力薄弱，可能會在形成社會關係上發生困難，以後需要注意行為規範問題等。

因此，須針對注意力部分，透過認知治療和遊戲治療來改善注意力問題和社交問題，然後以一年為單位持續進行評估與過程觀察，同時併行父母教育，期望改善教養態度及營造良好的家庭氛圍。

「幸福的家庭都是相似的，不幸的家庭各有各的不幸。」

聽到心理檢查結果的那天，志安媽媽想起《安娜．卡列尼娜》(*Anna Karenina*)[8]的開場白。連小小的期待也消失了，心情盪到谷底。雖然志安沒有被明確診斷為ADHD或行為規範障礙(conduct disorder)，但檢查結果單上最後的摘要內容讓她腦中一團混亂。茫然不知該從何處著手幫忙志安，而醫師諮商時間卻以光速流逝。

回到家又重讀幾遍，她心中暗想，檢查結果單上描述的志安是我認識的孩子嗎？幸好孩子的智力正常，但「發展不均衡」這句話，實在不明白是什麼意思。看到「靈活應對社會狀況的能力薄弱」的敘述，想起的卻是孩子過

8 編註：俄國作家托爾斯泰(Leo Tolstoy)在十九世紀創作的長篇小說。

節時闊步上前向初次見面的親戚打招呼的模樣，還有聽到街坊鄰居稱讚他得人緣的模樣。尤其最後一句「同時併行父母教育」不斷映入眼簾。「難道這是父母教育不足造成的嗎？」

志安沉沉睡著，媽媽一邊撫摸他的頭，一邊細細思考，志安迄今所做的任何行為，都被逐一打上問號。就算是正常行為，也擔心會不會是問題行為。猶如提著鐵鎚的人，看什麼都像是釘子一樣[9]。

日常生活比診斷名更重要的理由

9 譯註：這句話的典故源於心理學家亞伯拉罕・馬斯洛（Abraham Maslow）所言：「如果你手中只有鐵鎚，看什麼都像是釘子。」（If all you have is a hammer, everything looks like a nail.）這句話又稱為「馬斯洛鐵鎚法則」，意即人面對問題時，常傾向使用最擅長的方法解決，或者只從一個角度看事情而容易產生盲點。

在諮商過程中，經常看到為診斷名心煩而不知所措的父母。許多父母覺得檢查結果單寫得含糊不清，所以直接拿著結果單前來詢問，孩子實際上是ADHD還是溝通障礙，是否達到必須吃藥的程度，他們對於究竟得到何種診斷、對於診斷名本身很關注。如果有等待數月才收到綜合心理測驗組合或神經心理測驗的經驗，大部分的人都和志安媽媽有同樣的想法。但是，父母的罪惡感與驚慌困惑，對孩子沒有直接幫助。

每次我都這樣說：「父母方面，重要的不是孩子得到何種診斷，而是『如何能夠給予協助？』診斷名是臨床上方便統稱孩子狀態而使用的語言，在實際日常生活中，父母感受到的孩子行為各不相同。」

協助孩子適應學校的方法

前面說過，擁有獵人般大腦的孩子很難適應學校生活。因此，父母與專家的首要之務，不是將接受診斷的孩子視為有問題，而是思考如何讓這個性倔強的孩子得以順利適應。沒錯，最重要的是「適應」(adaptation)。

實際上，醫師和心理學家們認為最嚴重的情形是「適應失敗」。如果很難做到同齡兒輕而易舉就能做好的活動、無法專注聽別人說話而到處走動，或者學習困難而害怕上課，都算是適應失敗的例子。

因此，在小兒精神科領域，拒絕上學歸類為緊急狀況，而非小事。如果小學生或國中生孩子好幾個月一直抱怨上學或不上學，其實在精神科方面是相當於必須住院治療的緊急情況。

很多拒絕上學的情形，是在與朋友關係惡化、學業成績下降、自尊心受損時發生，這時應透過智力、發展等綜合檢查與評估，盡快給予必要協助，讓他們得以重新走回社會，而非抱著「隨著時間自然會好轉」的想法放任不管。輟學時間越長，復學就越困難。空暇時更沉迷於遊戲或智慧型手機的情況也很常見。時間一久，成年後遭遇社會生活適應困難的可能性也升高。

雖然去醫院可能會怕孩子診斷結果不好，但為了得到實質幫助，認識實情是很重要的。確診不是出大事，而是在「大框架」下確立要如何給予協助的方向性。也就是說，如果在醫院或心理中心接受檢查，確定診斷名，對於父母而言，從那時起才是開始。因此，最重要的是改變父母看待孩子的觀點。若受診斷名束縛，很容易將問題完全交給專門機構處理，依賴他們解決問題。

解決孩子適應問題的實質方法是在日常生活中達成。由於孩子在醫院外度過的時間更長，比起醫師，父母才是最了解與理解孩子心靈狀態變化、適合哪種環境的人。到頭來，仍是父母最能看出孩子的優點，終究是由父母協助孩子解決適應問題。

父母的不安傳給孩子

根據精神科作為症狀診斷依據的《精神障礙診斷與統計手冊》(*The diagnostic and statistical manual of mental disorder–5; DSM–5*)，注意力不足或散漫被分類為「神經發展障礙」。意思是大腦神經系統功能無法正常發展，導致專注困難。

然而，用這樣的診斷名，要完全說明孩子的狀態是不可能的。身體方面的病名可以像A型肝炎、B型肝炎一樣細分病名，用數字呈現肝功能指數及其他身體資訊，但是用「有過動情形」、「不注意」等描述，無法正確表達孩子的狀態。托馬斯・阿亨巴赫(Thomas M. Achenbach)等眾多臨床研究者，為了彌補這類診斷上的侷限性而進行研究，但實際上，範疇型診斷方式存在模糊地帶是明顯的侷限。

例如，一個欺負動物、經常吵架、愛捉弄同齡兒的七歲孩子和一個無故缺席、偷竊成性的十七歲孩子，雖然症狀、年齡、問題行為型態不同，但都取得相同的DSM代碼「行為規範障礙」。按照醫學模式，必須接受相同處置。

因此，僅憑一個診斷名，很難完全理解孩子。實際上，專家們也很難用規範好的診斷系統進行判斷，所以診斷名只是臨床人員之間溝通的工具，用以表達孩子的大致特性，如此理解即可。

然而，許多父母拿到診斷結果之後，變成從診斷名的框架來看孩子的任何行為。但是，父母把孩子限制在診斷名內，用不安的眼神看著孩子，這樣反而成為教養的絆腳石。再者，父母的不安原封不動地傳給孩子，會產生負面影響。

這就是為何有必要將想法從治療有障礙的孩子，轉變為協助個性倔強的孩子去適應。孩子找到合適的環境，能力自然會得到認可。只是在此之前必須經歷環境適應，要請父母思考如何協助孩子。雖然教養很辛苦，在學校的生活也可能遇到困難，但並不是孩子有問題。

如果對孩子的發展感到不安，請務必參考近來「多元智能」(multiple intelligence) 與「神經多樣性」的主張。其觀點不分障礙與非障礙、正常與非正常，而是真正理解孩子，協助設定符合孩子行為特徵的教養標準。

用多樣性之眼發現孩子的潛能

二〇〇〇年代中期，「多元智能測驗」曾經席捲韓國社會。多元智能是哈佛大學心理學教授豪爾・迦納(Howard Gardner)在一九八〇年代後倡導的新概念，他認為用考試等紙筆形式的智力測驗來評估孩子是有問題的。他主張，現有的智力測驗只能確認孩子各式潛能中的有限能力，重要的是確認生活所需的各種智能與培養潛能。

實際上，迦納開發的多元智能測驗由音樂智能、身體—運動智能、邏輯—數學智能、人際關係智能、個人理解智能、自然理解智能等六個領域的七十道題目構成，設計目的在於全面掌握各個領域的強弱項。藉由該測驗，可以知道孩子的優勢智能與劣勢智能，評估哪些部分需要改善、哪些部分適合進一步強化。

例如，某人的音樂智能和身體—運動智能是強項，但自然理解、邏輯—數學智能相對來說可能偏弱。這種情況下，用身體表現音樂的職業，像是體操或舞蹈就會非常合適。如此一來，多元智能可以作為觀察個人強弱項的工具。被診斷為ADHD或警戒線智力的孩子也有強項。如果通過多元智能測驗發現孩子的諸多優勢，可能就不會被困在診斷名的框架內。

實際上，迦納教授在《心靈框架》(*Frames of mind*) 一書中不僅講述傑出人才的故事，還談到「學者症候群」(savant syndrome) 孩子與學習障礙兒童所具有的卓越潛能，他們的社會性低、大腦功能存在問題，但在特定領域(記憶力、拼圖、音樂、數學等) 展現出天才的資質。

目前為止，多元智能理論已經進行多方研究。尤其，最近隨著腦科學的進展，發現大腦領域各自扮演不同角色，多元智能理論更能測出這些特有功能，所以備受關注。而且，與魏氏智力測驗等紙筆測驗相比，多元智能測驗的優點是結果更符合我們的實際常識。

例如，如果孩子在人際關係智能和身體－運動智能方面擁有優勢，可以預測掌管相關大腦功能的頂葉非常活躍，而且他在體育方面的能力表現，會比數學或科學更為出色。孩子的潛能，甚至弱項，都可以更直觀地了解。

多元智能理論讓人們越來越關注多樣性，最近「神經多樣性」的概念也蔚為話題。神經多樣性的概念，始於一九九〇年澳洲社會學家朱迪・辛格(Judy Singer)主張不能將多種疾病的特徵綁在一起或統一定義。神經多樣性運動的主旨是別把精神障礙視為疾病，而是藉由表現出與眾不同的正向層面來平衡。二〇一〇年以後，自閉症、ADHD、失讀症等多種疾病的相關團體也加入了神經多樣性運動。

千差萬別卻被同一個名稱綁住的孩子們

神經多樣性的最初研究，來自於苦惱自閉症類群問題的父母與學者。開啟神經多樣性運動的朱迪．辛格其實也患有高功能自閉症。然而，當我們試圖將各式各樣的自閉症症狀配上「診斷標準」來做區分時，卻出現相當大的問題。

實際上，比起診斷名，父母們更需要的是指引手冊，用來說明如何根據診斷結果來養育孩子、什麼樣的行為必須糾正等。然而，重度自閉症和高功能自閉症的孩子都得到相同診斷結果，令人感到混亂，不知如何提供協助。

況且，與一般觀念不同，具有自閉傾向的孩子在學業或特定領域取得了不可思議的成果，人們開始懷疑用一個診斷名綁住形形色色孩子的做法是否正確。

自閉症研究權威西蒙・巴隆－科恩（Simon Baron-Cohen）博士對五十八名表現為亞斯伯格症候群或高功能自閉症的成人、一百七十四名隨機篩選的成人、八百四十名劍橋大學生、十六名數學國際競賽冠軍進行深入分析，研究結果顯示，數學國際競賽冠軍與亞斯伯格症候群成人最常呈現相同症狀。孩子被診斷為自閉症的父母們，其視角被這些研究結果給改變了；這些研究結果也確認了，被診斷為亞斯伯格症候群的人只要接受適當教育，智力成就表現可能比任何人都傑出。

科恩進一步主張，應該把亞斯伯格症候群視為「差異」，而非障礙。一般來說，具有這種特性的孩子在休息時間不是與同齡朋友一起玩，而更可能坐在桌前，把時間花在端詳別人漠不關心的設計圖或背誦複雜公式。當然，這有可能是社會性的問題，但顯然也可以作為優勢。

安迪．沃荷與畢卡索也有障礙？

在過去，自閉症類群障礙廣泛被認為是遺傳疾病的產物，對ADHD和失讀症的孩子只強調問題行為。但現在，應以新觀點來檢視遭遇這些病症之孩子的主張，開始具有說服力。實際上，這來自「多樣性」的觀點，為的是接納我們大腦神經發展過程中有意想不到的問題發生。

美國心理學家艾倫．溫納(Ellen Winner)和卡緹亞．馮．卡洛里(Catya von Károlyi)在二〇〇三年《大腦與語言》(*Brain and language*)期刊上發表論文，研究結果顯示患有失讀症的人在依靠右腦的視覺－空間課題上，反而能夠發揮卓越能力，在掌握整體脈絡方面非常出色。也就是說，無失讀症的人擅於見樹，而患有失讀症的人擅於見林。這種特性在判讀放射線結果，或者需要觀察天文學、細胞顯微鏡的領域中，可在找出大型模式之際取得優異成果。

實際上，畫家安迪·沃荷(Andy Warhol)和巴布羅·畢卡索(Pablo Picasso)都患有失讀症，但他們在視覺上呈現出與眾不同的觀點，開展出有無限可能的創造力。患有失讀症的雕塑家約翰·米什勒(John Mishler)擁有獨特的雕塑作業方式，他不必畫在紙上就可以把腦中浮現的圖像立刻雕出來。他曾在採訪中自豪地表示，失讀症是一種禮物。

對於被診斷為神經發展障礙而想法消極的父母與孩子來說，多元智能理論以實證為基礎，說明充分施展潛能是可能的。在此之前，父母們只能看著孩子在茫然不安中社會性日益下降，慮及孩子行為衝動又散漫，總是焦急盼望他平安無事地放學返家，這些父母感受到的無力感在神經多樣性面前得到新的對策。當然，適合孩子的教育與教養標準也是必要的。

應具體思考的是，究竟如何能夠從神經多樣性的觀點來幫助散漫孩子、處於警戒線上的ADHD孩子或需要特殊協助的孩子。掌握散漫孩子擁有的大腦結構特性，以及適性教養，正是激發特殊潛能的第一步。

洞察想太多孩子的潛能

散漫孩子擁有的特別潛能以各種面貌呈現。《想太多也沒關係》(*Je pense trop*)的作者克莉司德．布提可南(Christel Petitcollin)主張，所有人可以分為「一般人」和「想太多的人」。據她所言，生活在地球的人之中，

10％至15％左右是「想太多的人」。然而，「想太多的人」神經迴路的思考處理能力比一般人快，所以大腦活動旺盛，想法接連不斷。這類人的大腦無時無刻不在運轉，無關自我意志，所以如果無法帶著意志發揮專注力，想法就會往各種方向延伸而遭遇困難。布提可南將這類人稱為「大腦多向思考者」(surefficience mentale)。

表現出精神過動的孩子們，雖然聰明富創意，但學習智能和耐力相對較差。所以在入學考試或需要長時間計畫的事情上，可能很難取得傑出成果。由於頭腦轉得飛快，埋頭專注的力量不足，有時難以忍受無聊感，說出無厘頭的話而引起周遭注意，反而受到傷害。重要的是，父母應詢問孩子為何有此想法與行為，且好好聆聽。惟有如此，才能夠理解孩子，讓孩子確信自己是有人側耳傾聽的存在，給予安全感，讓孩子的自尊心不受傷害。

專注力不足的孩子是神經迴路稍微不同的神經多樣性孩子。這一點必須強化，讓它反而可以被視為優點。父母最好持續提供這類孩子感興趣的主題。孩子的頭腦就像不停運轉的機器一樣。如果不繼續插入思考素材，可能會被迫鑽入無意義之事、遊戲或漫畫等。這類思考習慣一再重複的話，可能會擴展為憂鬱症或人際關係問題，所以應引導孩子學習有益的思考習慣。此外，應該要讓孩子運動，這樣大腦反而能夠得到休息。

有散漫孩子的父母之中，有的人擔心踢足球或跆拳道等運動量大的活動，反而會使孩子變得更散漫，所以勸說孩子多做些讀書或觀看學習影片等靜態活動。他們認為只有這樣才能改善孩子的散漫。但是，一個活力充沛的孩子，如果從事室內活動的比例顯著高於室外活動，大腦可能會經歷「注意疲勞現象」，爆發為更加衝動、更加散漫的行為。

注意疲勞現象，也就是專注力所需的額葉內神經傳導物質暫時枯竭的現象。如果只在室內接受有限的反覆刺激，大腦會感到極度疲勞，無法正常發揮注意力。為了提升孩子的注意力，應幫助孩子適當進行室外活動，避免注意疲勞時常發生。

像這樣掌握孩子大腦活動的特性和傾向，就能打造出得以充分發揮智力潛能的環境。要記住，孩子可以發揮各種潛能，端視父母提供怎樣的環境與教育。

專題

顯示為過動孩子的特徵

過動的孩子們會做多方面思考，想法像蜘蛛網一樣延伸至各種方向。另一方面，他們很難逐一直線開展想法，進行循序漸進的邏輯思考。他們解簡單問題時容易覺得無聊，解複雜問題時會感受到極大的精神喜悅。所以容易答錯簡單的問題，答對困難的問題。他們三不五時展開問題攻勢，但父母最後不耐煩的反應常令他們受傷。他們把自己覺得有趣的事說給朋友聽，卻反而不受肯定，遭到嘲笑或拒絕排斥，可能為此感到恐懼。

具有這種傾向的孩子有強烈的夢想家氣質。由於想像力比其他人精彩豐富，所以經常把自己的想像當作實際存在一樣。因此，面對無聊的事情，有時會藉由想像來逃避，可能深深陶醉在宇宙、恐龍、漫畫、歷史裡。

另一方面，他們優柔寡斷。在選擇瞬間，所有情況的答案同時自動浮現腦海，因此很難瞬間做出決定。他們容易感受到憂鬱與幸福。由於大腦運作快，想法從引起特定情緒的事件迅速連結到其他事件。因此，情感變化比普通人快，情緒起伏也較大，有時會被診斷為躁鬱症。

第二部分

散漫孩子的偉大教養

第三章

培養孩子潛能的方法

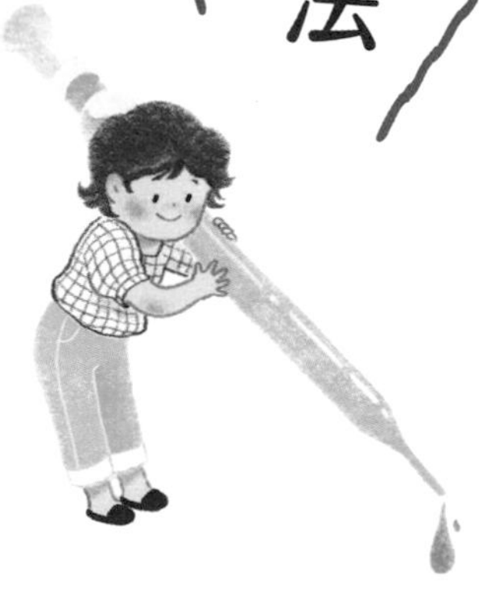

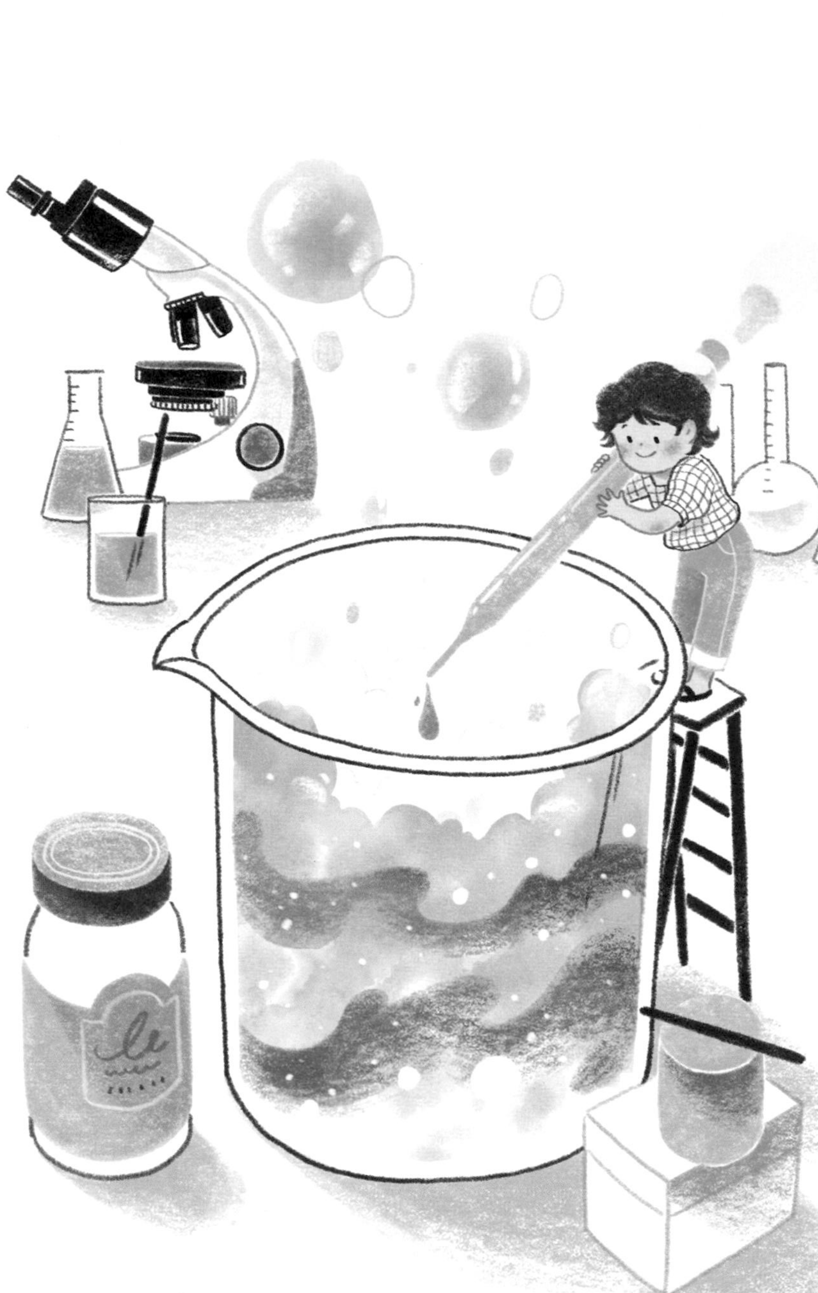

擺脫茫然不安，掌握具體情況

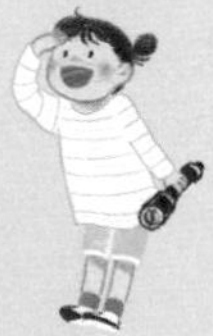

一旦問題發生，人們總是為了尋找原因而勞心傷神。重要的是，找到適當的方法與目標，而這需要策略。惟有如此才能將試誤減至最少，以及有效達成目標。美國中央情報局（CIA）在問題發生時，為了盡可能具體觀察問題，會採取名為「鳳凰」（phoenix）的檢視過程：

1. 為何一定要解決這個問題？
2. 解決這個問題有什麼好處？
3. 還有什麼是我們不知道的？
4. 資訊有哪些？資訊充分嗎？資訊相衝突嗎？

5.界定問題的範圍。什麼不屬於問題範圍？

6.構成問題的各種要素為何？找出存在這些要素之間的關係，並且加以說明。

7.問題裡頭無法改變的是什麼？別考慮實際上可以改變卻做不到的情形。

8.有沒有其他類似的問題？能否藉由類推，使用相同的解決辦法？

此一鳳凰思考過程也適用於育兒。我們應用在志安的例子看看：

1.為何一定要解決志安的衝動問題？問題只限於當時的情況，實際上課沒問題嗎？

2.解決志安的衝動問題有什麼好處？對父母？對志安？

3.還有對志安不了解的部分嗎？透過綜合心理測驗組合結果得知志安有

ＡＤＨＤ傾向和社會性問題，若不立即接受治療，情況會轉壞嗎？

4. 志安的衝動問題是否真的是根據充分可靠的資訊診斷出來的？有必要在其他醫院或心理中心重新接受檢查嗎？

5. 志安的衝動問題在家裡也是嚴重的問題嗎？在學校呢？在餐廳或者遊樂園等戶外活動中更顯著嗎？有衝動消失的地方嗎？

6. 志安的衝動問題可以透過遊戲治療和社會性治療消除，遊戲治療有助於衝動問題到什麼程度？同時進行兩種治療，一定會有幫助嗎？還是會有衝突？

7. 班導師對於志安問題的反應多少有點敏感，需要考慮轉班，甚至轉學嗎？

8. 親戚或熟人中曾有出現類似症狀，但長大後好轉的例子嗎？他們曾經歷什麼樣的過程？

就像這樣，即使是令人害怕的難題，也能透過鳳凰過程向前邁步，幫助我們了解之前沒有注意到或沒有意識到的情況。所有父母在子女問題上都很難冷靜客觀。因此，父母有必要一起寫下疑問，從多種角度檢視問題，接受專家幫助且掌握情況後，再制定對策。

積極幫助小肌肉發展的方法

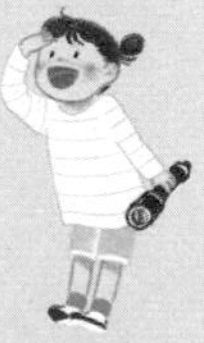

孩子的小肌肉很重要，這已是多數父母知道的常識。為了發展小肌肉，父母讓孩子從小開始玩各種遊戲，讓嬰兒觸摸麵粉或黏土等有助於發展觸覺的遊戲。

幼時的小肌肉運動，對於進入學齡期的孩子也有重大影響。因為小肌肉運動是孩子知覺能力、寫字學習等必不可少的要素。尤其，從寫字速度到寫字的清晰度等，各種活動都會受到影響。所以，如果孩子寫字速度慢，也可能是小肌肉協調不佳所致。從這一點來看，寫字速度慢不只是單純的「速度」問題而已。

如果寫字速度慢，不僅在個人學習上會遇到困難，參與學習小組之類的課程也會更加困難。孩子會感到畏縮，與同齡孩子的關係也可能發生問題。若是反覆經歷社交問題或負面情緒經驗，也可能再衍生問題。所以，如果孩子在寫字方面出現問題，必須採取適當處理。

對於寫字有困難的孩子們來說，感覺統合活動是有幫助的。感覺統合指的是將一次進入的視覺、聽覺等感覺資訊統合為身體內的資訊，訂定做什麼行動的計畫與策略後，下達運動命令，依序移動肌肉做出行動。

實際上，研究結果顯示，感覺統合協調的應用可以有效提升兒童的書寫技巧和執行寫作任務的能力，且有助於強化兒童的手部機能和姿勢控制。

手寫字的各種效果

隨著智慧型手機與電腦的普及，日常生活中用上「手寫字」的工作明顯減少。不只成年人，連兒童也更習慣使用電子裝備的鍵盤，勝於用筆或筆記本。然而，我們的中樞神經裡頭有30％會對「手部」動作做出反應而出現活化，如果使用鍵盤，手的動作勢必會受到限制。此外，打字時會受到更多外部環境的影響，容易散漫，專注力也會下降。所以，比起實際親自用手寫字，打字會更容易出現錯別字，原因就在於此。

反之，親自用手寫字可以讓小肌肉的使用更均衡。經常使用小肌肉，運動、感覺、語言、記憶等認知功能會提升。不僅如此，比起使用鍵盤，手寫時會更有意識地努力理解單詞和文句的意義，所以會更加專注於單詞和文句本身。此一過程可以活化大腦中負責注意力的額葉，對於提高專注力大有助益。

由此可知，用手寫字是發展孩子們運動協調能力的有益活動。因此，想讓孩子擁有聰明健康的頭腦，應該協助他養成用手寫字的習慣。

讓習慣社群網路資訊的孩子們在特別的日子親手寫信或卡片，也是很好的方法。父母陪孩子一起做，可以為孩子親手寫字增添樂趣。

從根本改變生活習慣的「糕點麵包遊戲」

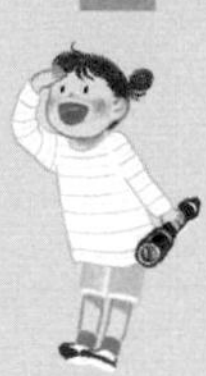

有什麼主題活動可以讓孩子靈活使用、熟練統合五感？首選當然是做糕點麵包。容易感到無聊的散漫孩子，比較可以專注在能立即得到成果的工作。從這方面來看，烤餅乾或做麵包能夠帶給孩子很大的滿足感。自己的努力快速化為成果，還有揉捏麵糰的製作過程，都可以消除孩子心理需求的不滿。食物給人的溫暖感覺、甜蜜的香氣，都能讓孩子內心感到富足，成為心理上的慰藉。任何人都有聞到糕點店散發的麵包香而感到幸福的經驗。

試試烘焙就會知道，製作餅乾或麵包時，最重要的是遵守既定分量、溫度和時間。量好固定分量的材料，依序攪拌揉成麵糰，然後在精確時間取出，這一系列的行為，可以讓未曾體驗過的孩子學習到順序的重要性。

藉由親身練習，衝動性強的孩子可以學習到提早五分鐘把麵糰從烤箱取出會沒熟，晚點拿出來又會烤焦。當他們體驗到一分鐘也很重要時，這就成為孩子聽從生活習慣指引、領悟時間重要性、從根本改變生活方式的契機。

遊戲的過程也很重要

在烤餅乾或做料理的過程中，孩子們還會學習到如何專注。如果沒有精確遵守時間，餅乾會烤焦或不熟，所以孩子們必須專心聽從老師或父母的指示。重要的是，當孩子意識到，沒有按照父母的話去做，就做不出好吃的餅乾時，孩子才會認同父母的話是有益的，學到遵守規則才會得到良好獎勵。

做糕點麵包的另一個優點，就是麵包或餅乾可以分享給朋友。在父母陪伴下購買足夠材料，烤好餅乾和麵包，第二天再分享給朋友，可以從中體驗到與朋友的溫暖互動。對於有溝通困難的衝動孩子來說，與他人分享、互道感謝的過程，正是學習建立社會關係技巧的機會。當孩子體驗到，即使自己沒有成為老大或大聲吆喝，朋友也會傾聽自己說話，孩子的行為就會產生驚人變化。特別是自己的行為受到歡迎，自己被視為有價值的存在，這些都能提升孩子的自尊感。

有助於循序漸進、邏輯思考的「思考其他用途」

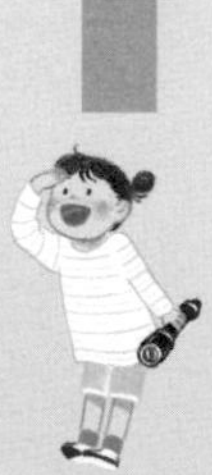

有精神過動傾向的孩子，思考特性是會做多方面思考，想法像蜘蛛網一樣向各種方向延伸。反之，要把想法一個一個做直線式梳理，依序進行邏輯思考時就會遇到困難。在家中可協助孩子運用此一性向，發揮潛在優勢。

以解決問題為主旨的思考訓練

讓孩子想想看，每天在身邊都能看見的平凡物品，是否還有其他用途，這是強化孩子好奇心與神經活動的良好方法。你可以從下方目錄中挑選物品，也可以環視房間後挑選：

滑鼠墊、梳子、迴紋針、掃帚、磚頭、冰箱磁鐵、鉛筆、刀

先挑一樣東西，然後準備一張紙，盡可能在五分鐘內寫下該物品具備的特殊用途。例如，磚頭可以作為玄關階梯、花盆支架、刮鞋泥地墊、書櫃等各種用途。這個過程有助於強化大腦掌管擴散性思考的區域。

擴散性思考(divergent thinking)是心理學用語，指的是在問題解決過程中，廣泛探索資訊，發揮想像力，在事先未有定案的情況下，探索多樣解決對策的思考方式。用此一名稱的原因在於，我們的思維會往多方向延伸，廣泛探索解答。其概念與大部分考試中測定的「聚斂性思考」(convergent thinking)相反，聚斂性思考是為了解決給定的問題，分析與評估各種對策後，最終選出最適當解答的思考方式。但有創意的人尤其擅長擴散性思考。

在充分思考日常生活中的常見事物之後，接著可以與孩子一起想想看以

下有點抽象又無厘頭的問題：

▼如果一切都永生不死，世界會發生什麼變化呢？

▼如果世界上有五種性別，會發生什麼變化呢？

▼如果有消除睡眠的藥物問世，世界會發生什麼變化呢？

▼如果男人和女人都能生孩子，世界會發生什麼變化呢？

這裡最重要的是條列想法的清單長度。無論如何，繼續寫下去，可以與孩子比賽誰能把想法清單寫得最長。

第四章

從問題行為培養潛能

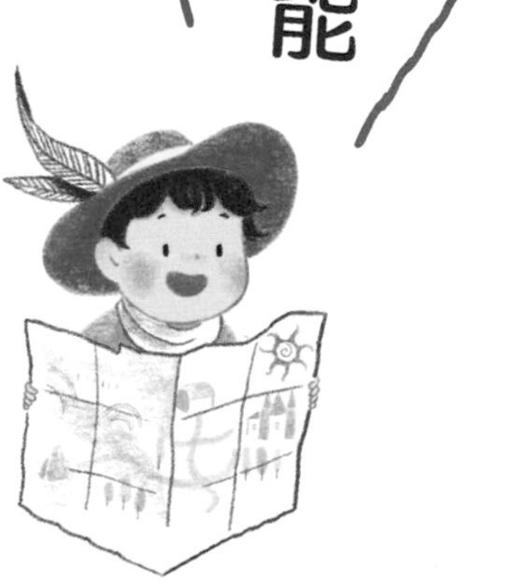

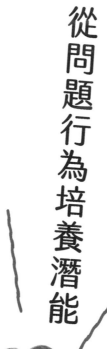

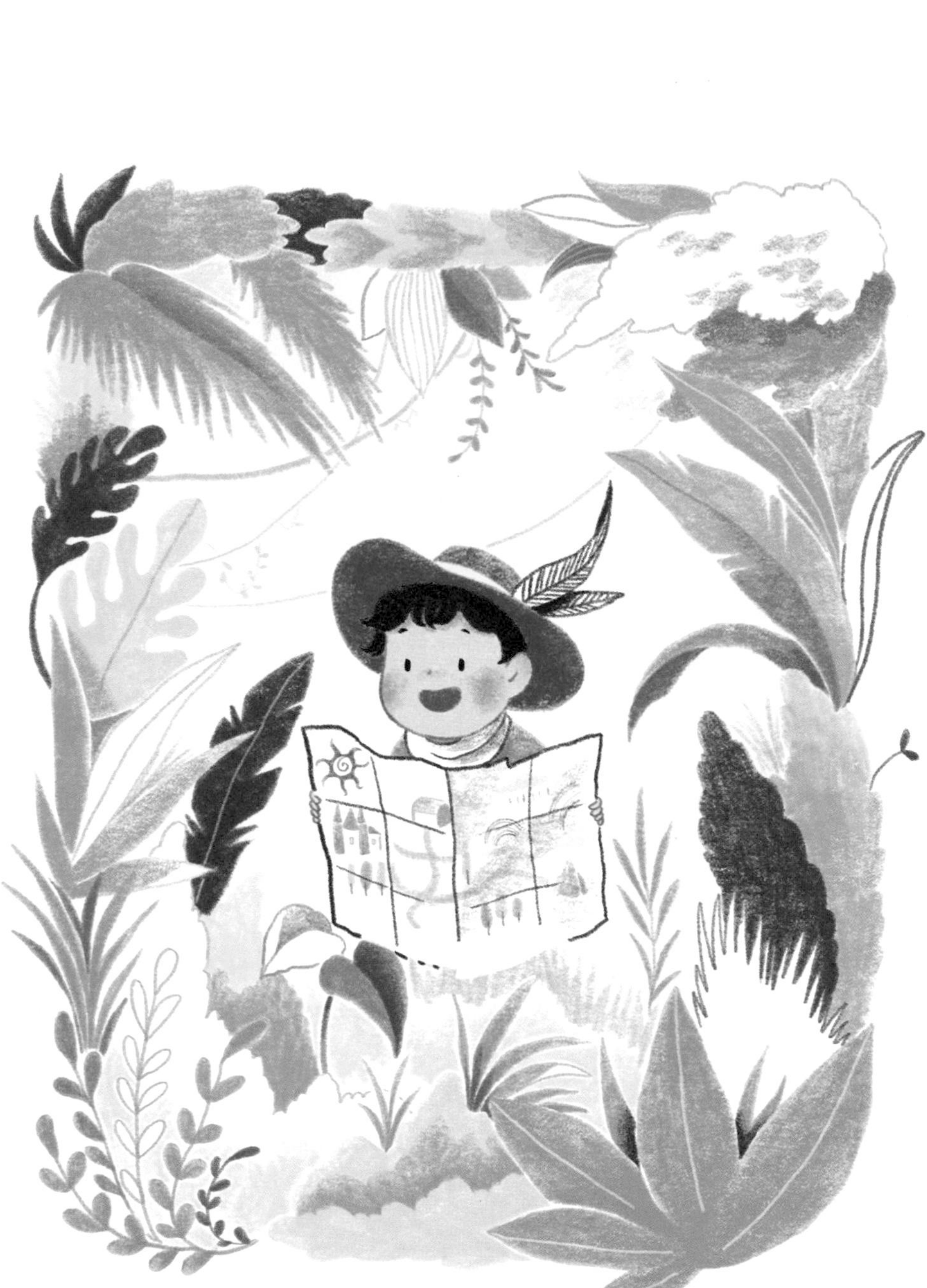

自我中心且行為任性的孩子

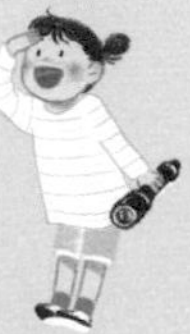

「我小時候也是那樣，不用管自然就好。」

六歲熙俊的媽媽最近由於孩子的問題，與丈夫起了嚴重爭執。事情源於不久前幼稚園老師打來的電話，老師告知熙俊每次上課都在做別的事，老是對同學惡作劇，而且經常吵架。熙俊媽媽知道孩子有點散漫、頑皮，但是得知連在幼稚園也出狀況，擔心孩子是不是有問題。她向丈夫訴說煩惱，打算接受諮詢了解孩子是不是ＡＤＨＤ，但丈夫卻說：「男孩子都是那樣，長大就沒事了。」兩人就此發生爭吵。

難以按照牌理出牌的原因

有的孩子在玩遊戲時無法遵守秩序，經常亂入。這種行為導致他與其他孩子易生爭吵，在同儕關係上遭遇困難。這樣的孩子在對話時也常忽略聆聽對方，只顧自己說話，結果無法與其他孩子融洽相處，朋友關係疏離。

從發展的觀點來看，三至四足歲是以「我」為中心，認為全世界是為我而存在，可以說正是展現「自我中心」(egocentrism) 的時期。這個時期的孩子無法從別人的觀點了解情況，所以可能很難遵守排隊之類的規則。如果孩子處於這個時期，父母最好的做法是協助他們自然而然地度過該時期。實際上，這並不是疾病或發展方面的問題。

透過社會化經驗，幼兒的自我中心會在六至七歲左右消失。不過，若父母滿足了孩子所有的需求，導致孩子在成長過程中缺乏理解他人觀點的機會或依序等候的經驗，這類行為可能持續更長的時間。

衝動且自我中心強烈孩子的大腦構造

我們可以看到，熙俊也有自我中心的問題，使他無法從老師或朋友的立場來掌握情況。從大腦發展的層面來看，熙俊有衝動控制的困難，或者還沒有發展出理解他人內心的同理能力，所以出現這類行為。當調節衝動的額葉功能下降，或是會影響同理能力的「交感神經迴路」發展緩慢時，就會有這樣的表現。

大腦擁有一種特殊能力，可以像解讀自身行為一般地解讀他人行為。這是因為腦中存在著像是鏡子般反映他人行為的神經網絡「鏡像神經元」

(mirror neuron)。

一九九六年，義大利神經科學家賈科莫．里佐拉蒂(Giacomo Rizzolatti)教授研究團隊在實驗室猴子的大腦中發現會對其他猴子的動作做出反應的腦細胞(鏡像神經元)，並且了解到鏡像神經元不僅與單純的模仿行為有關，更與人類不可或缺的「同理」、「意圖覺察」能力密切相關。鏡像神經元會幫助我們在看電影時，對主角產生深度的移情作用，也會讓長期共有相同經驗與時光的家人們做出類似舉動。

不過，關懷和同理他人的能力與取替他人觀點的能力密切相關。也就是說，專注力弱的孩子即使具備基本的同理能力，但由於未能發展出關注適當情況與對象的選擇性注意力，仍然可能不懂關懷他人。

如何協助自我中心的孩子

1.玩角色遊戲

與孩子一起看漫畫時，不是聊主角，而是聊周圍人物的情緒如何，一起玩角色遊戲。改變立場的思考練習是必要的。

2.玩團體遊戲

與父母或兄弟姐妹一起玩團體跳繩也不錯。讓孩子練習不是只有我做好就可以，而是必須大家一起才能繼續玩。

3. 練習交朋友的過程

父母先上前向新朋友或鄰居打招呼。孩子會觀察父母的語氣、表情和對話，學習交朋友的技巧。出乎意料的是，很多孩子不知道如何對待初次見面的朋友與大人，因此經常出現失禮的行為。

4. 閱讀提升人際關係的書籍

推薦下列提升人際關係的書籍，請父母告訴孩子讀後的心得感想：

▼《高敏感族自在心法》(*the highly sensitive person*)，伊蓮・艾融 (Elaine N. Aron)[10]

10 譯註：有繁體中文版，「生命潛能」出版。

▼《小艾多的友情之旅》(*Hector und das wunder der freundschaft*)，佛朗索瓦・勒洛爾(François Lelord)

▼《小小哲學家》（작은 철학자），朴婉緒（박완서）

行事衝動且無法克制的孩子

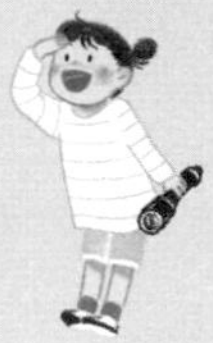

有的情形是，不管如何勸阻，孩子還是會爬上危險之處跳下來，或者做出過分捉弄朋友等衝動行為。這是執行特定課題時，面對周圍各種既有的刺激，孩子無法抑制衝動而出現的問題。衝動孩子呈現的症狀，都可以歸結為額葉功能的問題。只要相信這可以透過反覆的衝動抑制訓練而充分改善，有耐心地積極努力，就能減少孩子經歷的各種困難。

頑皮孩子與衝動孩子的不同之處

難以抑制衝動的孩子與頑皮孩子看似相似，卻存在很大的差異。如果聽說孩子的行為有問題或擔心孩子是不是ADHD的話，請從以下兩個角度仔細觀察孩子：

第一，是否會受周圍刺激吸引？

有時，孩子不是單純散漫，而是無法抑制「周圍刺激」。行為執拗或自我中心的孩子，最大特徵是很容易受到周圍刺激的影響。原因在於，他們額葉中負責注意力和控制力的多巴胺受體運作方式不同。

這裡所謂的注意力，指的是執行特定工作時，抑制周圍其他資訊刺激的能力。簡單來說，這是在地鐵上看書時，為了專注於書中文字的特定視覺刺激，切斷與維持面對周圍聲音、他人行動等刺激的能力。此時，注意力明顯低落的孩子會一刻也靜不下來，不停動來動去。他們無法抑制來自周圍的刺激，很容易對任何刺激做出反應。

這樣的孩子對於一件事情的關注，別說五分鐘，常常連三十秒都持續不了。由於無法有效抑制周圍資訊帶來的刺激，他們在學習或執行課題時常常遇到困難，走路時容易摔跤，弄掉杯子或物品的失誤也經常發生。

第二，社會性高還是低？

衝動性強的孩子，社會性會大幅下降。頑皮孩子依然會在其他孩子表現的行為中找出適當線索，觀察他人對於自己現在行為的反應。反之，執拗又衝動性強的孩子，無法察覺到周圍的反應，常常只會重複自己的主張。

舉個簡單例子，衝動性強的孩子，視覺注意力和聽覺注意力都下降，無法傾聽朋友或老師的話，所以常會經歷細小的誤會或衝突。但實際上，孩子心裡會感到委屈，總是與周遭朋友敵對吵架，最終在朋友之間被孤立。

除此之外，衝動性強的孩子往往言行隨心所欲，所以經常與同齡朋友發生爭吵。這與積極活潑的頑皮孩子受到朋友前後簇擁、扮演孩子王的情況形成對比。

不把問題當問題看的父母

還有很多情形是孩子的問題行為持續表現出來，但父母其實並不知道其嚴重性。這是因為父母長時間與孩子在一起，很難對孩子的行為保持客觀。如果孩子與朋友之間反覆出現問題，總是容易受到周圍刺激的影響，此時務必客觀地整理情況，向孩子簡單說明。

如果無法及時以適當方法教養孩子，這些問題可能會一直持續到青少年時期或成年後。那樣的話，孩子還可能要面臨學習落後、罹患憂鬱症等情緒障礙的情況。所以，父母應當摒棄主觀判斷孩子行為的態度。

孩子必須反覆嘗試自我抑制衝動。透過反覆體驗，我們的大腦會經歷學習過程，功能隨之提升。為此，大致有幾種方法可能有所助益。

請這樣協助衝動的孩子

1. 孩子專注時給予獎勵

檢視孩子什麼時候能夠維持注意力。為了讓孩子在保持專注時腦中會產生負責獎勵的多巴胺，務必給予擁抱或甜甜的巧克力。孩子成功完成功課的話，以後可以設定需要維持注意力更長時間的功課。這是根據獎勵經驗，提供孩子自我抑制衝動和發揮專注力之經驗的訓練。

2.多講故事給孩子聽

請向自我中心強、難以抑制衝動的孩子多講故事。故事有助於理解情況、理解人物心理。可以每日共讀，也可以運用電視卡通，聊一聊劇中人物所處的情況。

3.即使孩子做錯也先聽他說

明明是孩子做錯事，也千萬不要先教訓孩子。務必看著孩子的眼睛，問他為什麼這樣做的理由，即使顯而易見也要先聆聽。難以抑制衝動的孩子，很容易表現出「只肯聽想聽的」的模樣，總是認為自己得不到理解而覺得委屈。這樣的話，長大後可能會形成一遇到委屈或鬱悶情形就爆發的習慣。

俗話說，孩子是父母的鏡子。不聆聽孩子說話，只相信老師就訓斥，結果父母也僅僅表現出只聽想聽的、只相信想相信的模樣而已。管教的目的是為了矯正孩子的情緒調節能力，而非控制孩子的一舉一動。

每天磕磕絆絆受傷的遲鈍孩子

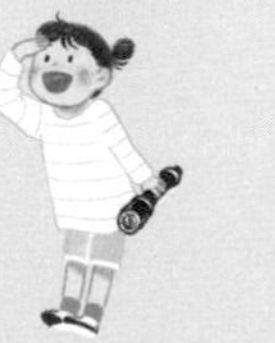

民錫媽媽最近聽跆拳道學院的老師說，七歲的民錫迴避與朋友們互動，她感到非常驚訝。民錫自覺運動神經不足，所以迴避與朋友們互動。民錫媽媽看到孩子打羽毛球時完全打不到球，就心想「原來民錫不擅長運動啊」，但沒想到這一點會對孩子的社交關係產生影響。該怎麼做才能幫助民錫呢？

有些孩子看起來缺乏運動神經。不過，不擅長運動，與其視為問題，不如看作是性向差異。當然，不同的孩子，運動能力也不同，所以有擅長運動的孩子，也有不太會運動的孩子。然而，每個孩子不擅長運動的理由各有不同，必須仔細觀察。

不擅長運動的孩子，單純是運動神經的緣故嗎？

一般來說，覺得孩子運動能力不足的父母，大部分認為孩子身體的「反應速度」，也就是運動神經比較差。運動中的應對會經歷「知覺－認知－反應」三階段，其中通常被認為沒辦法做好的是反應階段。如果是反應速度的問題，堅持不懈的練習可以提升反應速度；但如果不是反應速度的問題，應採用其他方法，而非練習。

首先，前面提到的三階段中，從知覺過渡到認知的速度可能存在問題。身體反應速度沒有問題，但知覺與認知要花較長時間的話，運動能力就無法及時發揮。這種情形被視為「運動協調能力」不足。

運動能力不足的情況

1. 球飛來了。
2. 認知到要抓住球。
3. 雖然想抓住，但運動神經差而抓不到球。

運動協調能力不足的情況

1. 球飛來了。
2. 要抓住球的視覺－運動資訊處理速度緩慢。
3. 時間點晚了而抓不到球。

兩種情況的結果都是抓不到球，但抓不到球的「原因」卻不同。這裡重要的正是頂葉和小腦的協作，即運動協調能力。運動協調能力不足，多數情況為視知覺（visual perception）能力有問題或頂葉功能低下。因為，如果負責運動感覺功能、感覺統合能力、空間認知的頂葉功能低下，判斷映入眼簾的資訊該如何處理的速度就會變慢。

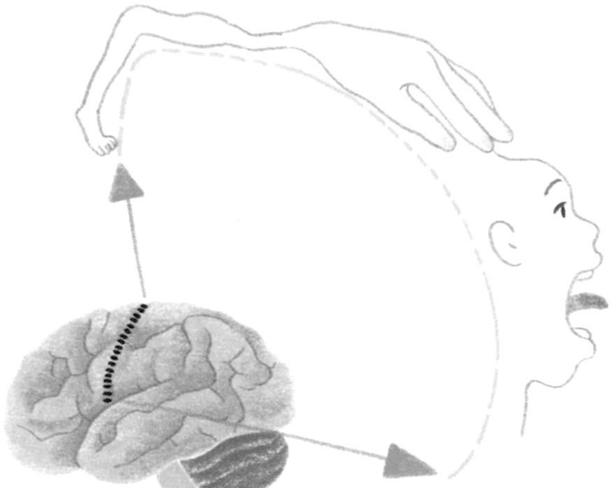

▲頂葉與身體地圖

加拿大神經外科醫師懷爾德．彭菲爾德（Wilder Penfield）研究活人的大腦，發現大腦頂葉與我們的身體一一對應。而且，他還製作身體地圖，標記出與頂葉各個區域相對應的身體部位。

運動能力由以頭頂為中心散開的頂葉負責。從頂葉向身體下達所有命令，複雜運動遂得以依序協調完成。我們身體的任何部位都與頂葉上的「體感」一一相配，透過五感接收的資訊再重新化為身體運動。從圖上看來，手與臉的對應區域最寬，腳、腰或臀部的對應區域相對狹窄。也就是說，經常使用或敏感的舌頭、手、臉等部位，在大腦對應的體感區域較為寬廣。

民錫遇到的困難，可能源於頂葉和小腦的運動協調能力低下。因此，若想確認究竟是單純的運動神經問題，還是運動協調能力的問題，必須仔細觀察平時孩子的狀態。假如孩子在玩球時反覆出現不自然的動作，或者覺得孩子無法正確掌握球的動向本身，可以懷疑是運動協調能力不足。

身體練習有其必要的理由

孩子不是單純不擅運動，而是運動協調能力，即認知能力本身有異的話，應尋求改善。因為在日常生活裡，孩子會暴露於大大小小的事故或各種危險中，如果運動協調能力不佳，因應時可能會遇到困難。此外，到了學齡期，也可能導致各種學習活動效率低下。

那麼，若要提升運動協調能力，該怎麼做呢？最重要的就是，堅持不懈地做身體運動。最基本的是跑步，球類運動也不錯。這類運動的「時間點」非常重要，透過認知情況與身體時間點的配合訓練，可以喚醒低落的大腦功能，自然掌握身體的理想行動節奏。

請這樣協助不擅長運動的孩子

1. 玩呼啦圈

每天吃完晚餐後，試試看玩呼啦圈。為了讓巨大的呼拉圈繼續旋轉不落下，身體的協調能力、時間點、節奏感等多項要素都是必要的。除了幫助消化，定期玩呼啦圈也對孩子的運動協調能力大有助益。

2. 演奏打擊樂器

配合孩子喜愛的歌曲，演奏打擊樂器。跟著節拍，敲打響板、鈴鼓、三角鐵等簡單的打擊樂器。熟悉節拍概念，用身體來演奏，皆有助於活化大腦相關區域。

3. 表演默劇

一起來表演默劇吧。坐在餐桌上，像真的在喝水一樣，均衡使用手指和手的細微肌肉、大肌肉，適當地張開手指，一邊表演默劇，一邊發展孩子原有的感覺接收器。

嚴重遊戲成癮的孩子

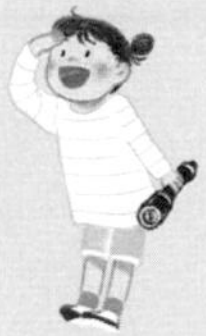

「孩子整天只想玩遊戲。」

九歲的秀動時時刻刻抓著爸媽的智慧型手機，沉迷在遊戲裡頭，媽媽為此很憂心。如果不讓孩子玩遊戲，他就大發脾氣或耍賴哭鬧，與媽媽起衝突。孩子從小就很會操作智慧型手機，媽媽覺得這模樣很神奇，所以一直隨他玩，但或許因此釀成禍根，媽媽感到十分自責。

遊戲，讓孩子玩也擔心，孩子不懂玩也擔心

現在的孩子很容易接觸到影片形式的遊戲，許多父母為遊戲成癮問題而

苦惱。明知學校其他孩子都在玩遊戲，很難一味禁止孩子玩，心裡也會考量是否應該某種程度允許孩子玩遊戲，才能與同儕打成一片。另一方面，父母又常常在無意中看到遊戲裡的暴力或刺激場面，嚇得立刻把智慧型手機搶走，然後責備孩子。雖然遊戲已經深入孩子的日常生活，但父母還是很難理出頭緒，不知該怎麼做。

如果孩子遊戲成癮，不僅可能對學習或交友關係等其他領域失去興趣，大腦的發展也會受到負面影響。原因在於，長期暴露在遊戲帶來的強烈刺激下，孩子的大腦蒙受一種形式的「虐待」，成長也會受到妨礙。尤其，相較於同齡兒童，難以控制衝動的孩子更可能只專注在遊戲帶來的刺激，而把無聊的學習拋在腦後。因此，為了不讓孩子深陷刺激性的遊戲，父母的策略性指導有其必要。

孩子為何沉迷遊戲？

要指導孩子遊戲，首先必須知道為何孩子會沉迷。惟有了解遊戲成癮的因素，才能有效指導。遊戲成癮性可用下列五類因素為基準來確認：

1. 故事鋪陳因素

遊戲過程中的內容鋪陳，與電影或漫畫一樣有趣。故事的構成是為了讓人對於下一階段的情況與發展感到好奇，所以孩子很難自我克制。這類遊戲常有起訖不明確的情況。

特別是「模擬」(simulation) 類型的遊戲，在設定上感情會移入主角，在打開遊戲的瞬間，內容延續之前的故事，遊戲的起訖並不明確。因此，孩子自己控制遊戲時間時會遇到嚴重困難。實際上，從小學高年級到成人都常有成癮的情形。

2.感官華麗的視覺效果

與日常生活中接觸到的自然環境相比，遊戲畫面對於大腦的刺激更強烈。就像原本只吃米飯的孩子，接觸到刺激性的速食或零食，就會一直想吃一樣，遊戲的刺激也是同樣道理。這類遊戲通常屬於「角色扮演」、「動作」類型，直接檢索孩子玩的遊戲，就能確認是什麼類型。通常小學生很容易陷入華麗畫面、刺激性的衝擊聲音中，稍有不慎就可能因為強烈刺激而誘發痙攣或嚴重的間歇性抽動症狀，需要特別注意。

3. 賭博性質

遊戲難過關時，可以透過「付現」（用禮券或手機付款等加值購買遊戲道具的行為）輕易進入下一階段。過度投入遊戲的孩子，常有在實際學校生活遭遇困難或自尊心低下的情況，所以想透過遊戲角色獲得心理補償。但在這種情況，面對付現晉級的誘惑，只會更加脆弱。尤其，透過付現讓角色戴上別人得不到的道具，在聊天室裡可以大吹大擂，獲得各式各樣的肯定，所以許多孩子還來不及想到要承擔的後果，就用盡各種辦法付現。

4. 緊張感和現場感

遊戲帶來的極度現場感和緊張感，會讓孩子沉迷於遊戲。此一現象在

「第一人稱射擊遊戲」(first person shooting game, FPS)中尤為突出。這類以第一人稱視角展開的遊戲，會讓孩子將遊戲的情況等同自己的經驗，靠著輕易體驗刺激快感，緊緊抓住孩子的心。最近孩子們常玩的「絕地求生」(PUBG: battlegrounds)或「鬥陣特攻」(overwatch)就是其中的代表，這兩個遊戲皆因煽情性和刺激性而有年齡限制。若孩子沉迷遊戲，最好向專家尋求諮商。

5.凝聚感

大規模多人線上角色扮演遊戲(massive multiplayer online role playing game, MMORPG)以同時多人連線而產生凝聚感為特性，有時可能導致過度投入。由於是與多人同時連線，即時聊天玩遊戲，所以不僅會投入遊戲本身，也會投入對話之中。

尤其，這類遊戲會組成「公會」（遊戲成員之間結夥展開聯合作戰）同時進行遊戲，國高中生的孩子對於公會的歸屬感，可能比對學校還高。如果不考慮這些因素，一味禁止玩遊戲，從孩子的立場來看，只會將父母或老師視為企圖拆散自己與朋友的人物。

遊戲也有正面積極特性

遊戲成癮可能會對孩子的大腦發展和日常生活產生不良影響，但遊戲本身並非壞東西。適當節制的話，有助於提升孩子的空間知覺能力或注意力。「當個創世神」(Minecraft) 是利用積木建造建築物或冒險探索廣闊世界的一款遊戲，有助於發展同理知覺能力與創意，被瑞典小學用於正規課程。

散漫孩子傾向沉迷於多樣刺激。因此，遊戲或媒體可能管制不易，但透過媒體程式，反而可以讓孩子保持高度專注力，擁有能夠創意運用的潛能。與其認為孩子散漫，擔心孩子暴露在媒體下而阻礙學習，不如將孩子的特性視為優勢，支持孩子取得更具成效的結果。

電腦程式設計是很吸引人的工具，可以讓孩子盡情發揮創意。為了學習程式設計，孩子自然得做數學思考或邏輯推論。所以學習程式設計時，學校的課業成績也會同時進步。最近有很多程式設計學院從小學三、四年級開始教授電腦語言。

重要的是，管教者的正確指導和介入。不只遊戲，孩子們小時候面對的各種刺激，可能是藥，也可能是毒，這取決於管教者的正確指導和介入，請務必謹記。

請這樣協助沉迷遊戲的孩子

1. 滿四歲以前請完全制止

請完全制止滿四歲以前的孩子暴露在遊戲中。四歲以前，調節與抑制衝動的額葉尚未發展成熟，若在這個時期經常暴露於刺激性的遊戲中，長大之後遊戲成癮的可能性會升高。許多父母擔心如果不讓孩子玩遊戲，孩子會嚎啕大哭或鬧脾氣，但請忍耐一個星期左右就好。這個時期的孩子們自然而然會重新找到有趣的玩耍對象，時間過去就沒事了。

2.請仔細查看孩子玩什麼遊戲

孩子成長到某個階段，完全禁玩遊戲可能很勉強。這時，請仔細確認平時孩子愛玩和常玩的遊戲。務必透過網路了解孩子玩的遊戲之相關資訊。任何遊戲都有適用年齡，有些孩子不知情，瞞著父母偷偷把朋友玩的遊戲安裝在手機上。與其關掉手機不讓孩子玩遊戲，不如先掌握孩子玩的遊戲種類，再考量是否許可。如前所述，必須仔細掌握是否含有成癮性強的故事情節、是否含有刺激性的沉迷要素、畫面構成是否具刺激性等。

3.平時進行遊戲相關對話

如果孩子太常玩遊戲或無法節制，要向孩子說明必須制止的理由。原因在於，如果一味不讓孩子玩遊戲或每次玩遊戲就訓斥孩子，孩子會產生很大的反抗心理。不管父母怎麼阻止，孩子都必將找到自己的手段。實際上，由於遊戲成癮而前來諮商中心的孩子，大部分都是瞞著父母偷偷從朋友那邊取得手機，躲在廁所裡玩遊戲。管制終究無法解決問題，重要的是教孩子自行調整。

到了七歲或小學生程度，對於自己為什麼要玩遊戲，孩子們都有各自的理由。請認真聆聽孩子為什麼想玩遊戲，再配合孩子的理解能力，說明成癮時對於身心發展的可能危害等。在此重要的是堅決地訂定原則。

4.將遊戲時間決定權交給孩子

如果是小學低年級以下的孩子，請讓他們自己訂定一天玩遊戲的時間。

平時玩一小時遊戲的孩子，可能看父母眼色而縮短時間答道：「只玩三十分鐘。」這時，為了讓孩子能夠訂定符合現實的目標，可以對孩子說：「三十分鐘就夠了？玩一小時吧。」透過此一過程，父母與孩子達成共識，孩子就能自行節制，預防遊戲成癮。

若是小學高年級或國中生，請用勸誘的方式。青春期的孩子很容易對父母的介入感到不耐煩，覺得受到壓迫。請退後幾步觀察，說話簡潔明瞭。然後，還是把選擇權交給孩子，讓他們自己決定玩遊戲的時間。如果孩子不能遵守，就沒收手機一天不能使用，第二天再歸還。

許多父母並未立即處理遊戲問題，而是採取「媽媽什麼話都沒說，只是靜靜盯著一段時間，然後說孩子無法自制，得拿走手機」之類突襲式的管制方法。就孩子的立場，這種方式是難以接受的控制手段，最重要的是，這會剝奪孩子自主決定與養成負責習慣的機會。

打罵看似是簡單的解決方法，用這種方式，孩子就會安安靜靜，很容易讓人誤以為管教有效，但成癮性強烈的問題絕對無法用這種方式得到解決。給予孩子機會和等待孩子，才是父母該做的事。

5.父母要掌握遊戲時間

父母在能夠掌握情況的週末，要了解孩子玩遊戲的時間有多久。孩子帶著自制力在有限時間內玩遊戲或看電視是很困難的事。所以在父母能夠指導的週末，請限制玩遊戲的時間。從小開始受到適當的限制，之後上國中出現問題的機率就會降低。

專題

診斷孩子沉迷遊戲程度的方法

在韓國文化產業振興院網站(www.kocca.kr)上，可以直接做一份以八歲以上（小學生一年級）至二十歲者為對象的「遊戲習慣自我診斷」問卷調查。透過該調查，得以從高危險群／警戒群／一般使用群／善用遊戲群等結果，確認孩子的成癮狀態。

如果遊戲成癮或社交媒體成癮問題長期持續，將來遇有問題或自我控制困難的機率較高，所以務必儘早介入。

整天只想看影片的孩子

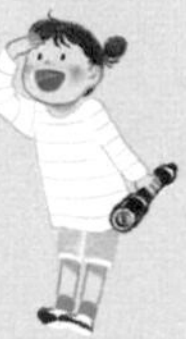

五歲的泰允時時刻刻都吵著要看電視或平板電腦的影片，他的父母很煩惱。拿其他玩具或書給他，他都視而不見，吃飯或睡覺之前只看影片。

最近，如果不給他看影片就會哭得很厲害，為此經常與孩子起爭執。不僅如此，孩子開始對影片表現出近乎「沉迷」的行為，後來不太與朋友們一起玩，很擔心他的交友關係會不會有問題。

孩子沉迷影片的理由

孩子透過五感與世界溝通，在過程中經歷到興奮與喜悅。孩子第一次接觸的影片，內容充滿強烈刺激五感的要素，所以很容易沉迷其中。就像第一次吃巧克力的孩子，會對巧克力著迷一樣。

尤其，影片的內容每秒都在變化，予人視覺上的刺激，所以孩子很容易陷入閃爍的強光刺激。暴露在過度的視覺刺激之下，孩子的大腦也可能出現異常。有個實際案例，數年前曾在日本掀起熱潮的一個動漫人物，每次出現的場面都會誘發孩子們同時痙攣發作，引起社會爭議。

在諮商過程中，筆者也經常看到孩子們受影像的視覺要素吸引而沉迷其中的情況。尤其，許多孩子特別著迷於視覺要素強調的數字或文字，只想反覆觀看與故事情節無關的特定場面。這種情形會對日常生活造成很大的影響，若是只喜歡刺激度高的資訊，將來平面書籍的學習或日常對話等都可能遭遇困難。

該如何讓孩子觀賞影片？

在孩子大腦與情緒活躍發展的幼兒、兒童時期，最重要的是日常生活中的相互作用經驗，而非影片等單方面的刺激。因此，應該盡量增加與孩子對話的時間，進行多樣化的溝通。孩子觀賞影片時，別只是單方面接受刺激與資訊，父母最好可以陪伴孩子回顧影片中出現的內容，引導孩子進行主動思考的活動。

即使知道過度的影像內容會造成不良影響，但現實生活中很難完全切斷。而有效運用影片內容，卻也可以讓孩子間接體驗生活中未曾經歷的要素和資訊，或者讓孩子輕鬆習得豐富多樣的詞彙或表達方式。也就是說，影片的運用是雙面刃，可能對孩子有所助益，也可能導致嚴重問題。那麼，父母該如何指導孩子們觀看影片呢？請參考以下注意事項。

請這樣協助沉迷影片的孩子

1. 未滿二週歲時，請限制觀看影片

滿二歲之前是視知覺發展的重要時期。因此，請讓孩子暴露在色彩繽紛的玩偶或移動緩慢的床鈴之前，而非過度刺激的畫面。這個時期重要的是視覺刺激形態與動作方面的視知覺發展，對於二歲孩子來說，影片的視覺刺激是過度刺激，以限制觀看影片為宜。

2. 觀看時間限制在每天二小時之內

請將觀看影片的時間限制在每天一至二小時之內。日後孩子只會持續暴露在看得到影片的環境，所以從小養成明確劃定觀看時間的習慣很重要。尤其，七歲以前的孩子額葉功能發展不足，所以父母一定要直接介入。孩子要到滿十歲，才能某種程度上自我調節。

3.請在觀看影片前告知起訖時間

孩子還想再看影片，但父母限制觀看時間，往往爭執就此產生。所以，影片觀看結束時，在轉換成學習之前，必須在中間插入孩子感興趣的遊戲作為「緩衝時間」。惟有如此，孩子才能自行明白情況，控制情緒。

4.孩子要看的影片，父母先做篩選

雖然電視播放的影片，基本上都有通過廣播通信委員會審查，但是YouTube或其他網路影像則不受限制，多少可能包含一些不適當的內容，務必先經父母確認篩選。

5.陪同觀看影片，就內容進行對話

盡量陪孩子一起看影片，然後針對內容進行提問與對話。這樣一來，孩子在觀看影片的過程中，可以培養對情境的同理能力，也可以感受到被理解。請善用觀看影片作為同理與溝通的機會，而不是在做家務時，讓孩子獨自看影片。

6.別讓孩子手持智慧型手機

如果讓孩子親自操作智慧型手機觀看影片，孩子可能會認為自己擁有影片的主導權。因此父母想關掉影片時，孩子哭鬧耍賴的機率更高。若是要在公共場所給孩子看智慧型手機，務必將智慧型手機安置桌上，由父母主導機器操作。

7.父母也少看影片

父母也應該減少觀看影片的時間。與大部分的其他行為一樣，孩子在父母看影片時，也會大受影響與模仿。

第五章

順利圓滿的學校生活

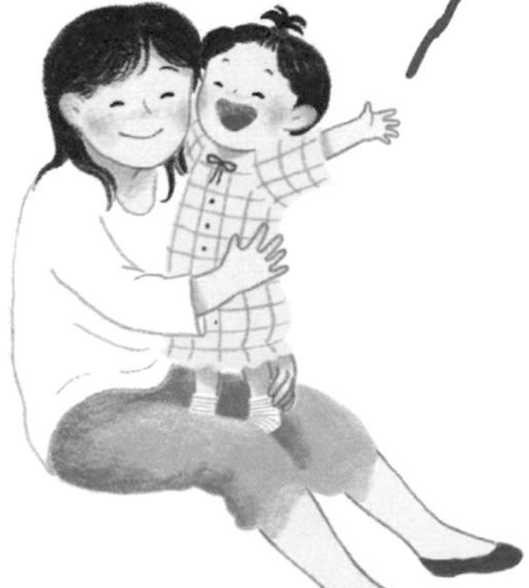

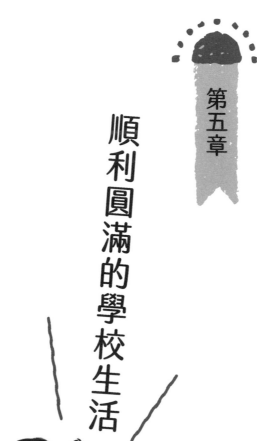

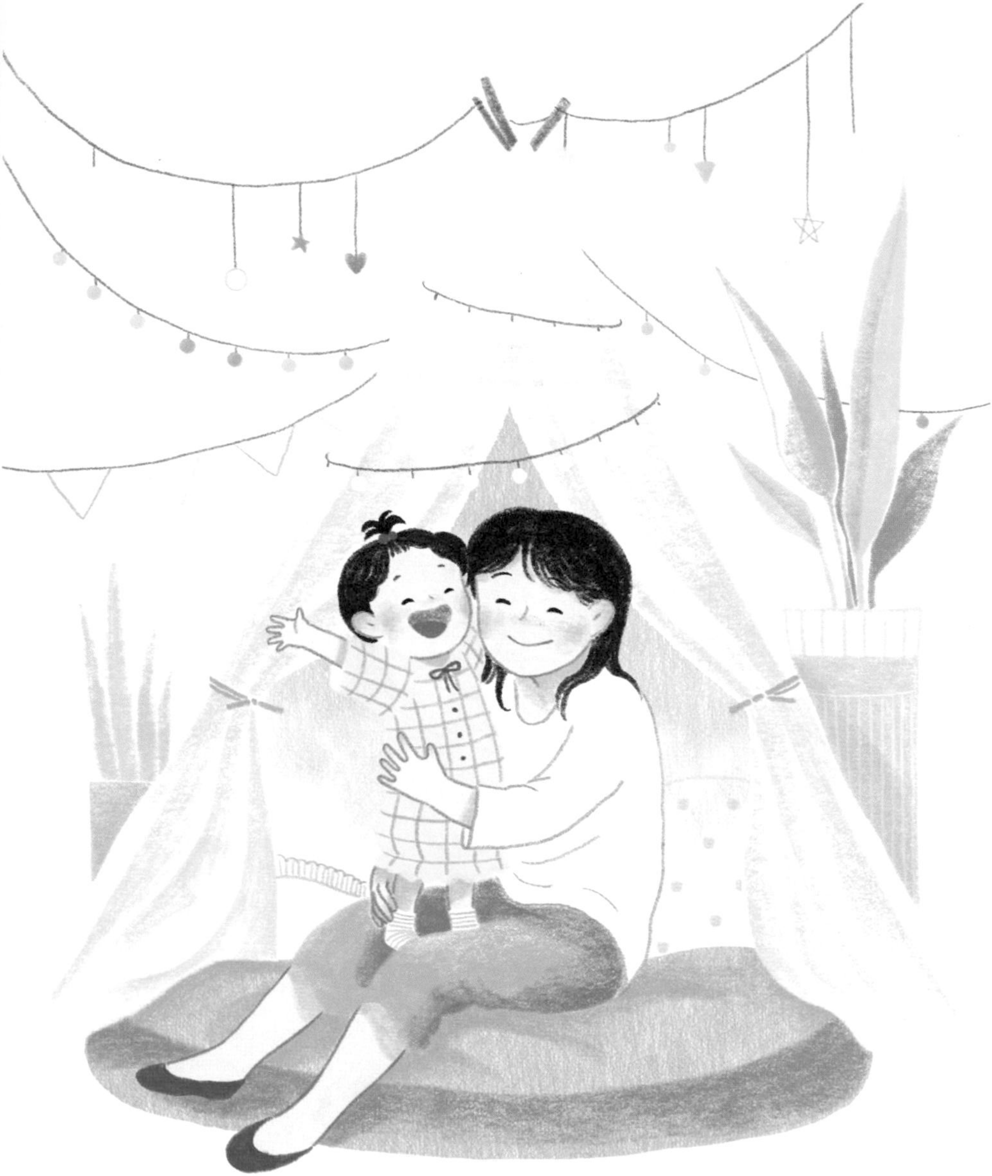

適應學校有困難的孩子

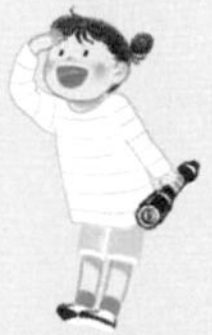

七歲的娜賢今年即將上小學，媽媽感到憂心忡忡。娜賢在開始去托兒所的前三個月，因為分離焦慮而適應困難，甚至有嘔吐之類的情形。現在好不容易才適應幼稚園的娜賢，最近即將上小學，情緒變得起伏不定。幼稚園老師說，娜賢在課堂上經常表現出不專心、發呆的模樣。媽媽感到很混亂，因為不清楚究竟是因為散漫還是適應問題。

儘管如此，幼稚園還是理解孩子的情況，採取相應措施，但上小學後，同學人數更多，聽課時間更長，而且每年還要適應新班級[11]。媽媽已經開始

11 譯註：韓國中小學每年重新編班。

擔心該如何安撫有適應困難的娜賢。

嚴重會出現身體病痛的「開學症候群」

「我的孩子，有辦法順利適應陌生環境嗎？」

孩子即將上小學的父母們，最關心孩子的「適應」問題，擔心孩子面對新老師、新同學、完全陌生的環境是否有適應困難。實際上，許多孩子在這個時期會討厭上學或嚴重哭鬧，甚至喊著自己頭痛或腹痛等各式各樣的身體病痛，這正是「開學症候群」。

開學症候群，意指孩子們在適應新環境的過程中產生壓力而導致身心出現異常徵兆。這與上班族有週一症候群的現象類似。雖然各種年齡階段孩子都可能經歷此一症狀，但朝向所謂「學校」組織邁出第一步的七、八歲孩子，可能感到更吃力。此外，若對開學症候群置之不理，持續壓力會降低大腦功能，可能造成學習障礙或引發間歇性抽動症狀、身體化症狀，所以必須注意。

心理問題不只停留內心，直接顯露在身體上則稱為「身體化症狀」(somatic symptom)。簡單來說，就是心病造成身體病痛。身體化症狀，即使接受檢查也查無病因，又不能當作裝病處理，所以常有令人尷尬的情況。

散漫孩子更感不安的理由

人不安時，容易感到緊張；一緊張，我們的身體就會採取一種戰鬥態勢。因此，不安或恐懼等感受有助於生存。在漆黑的山中迷路了，遠處傳來野獸的嚎叫聲。這時候，瞳孔擴張，心臟怦怦跳，脖背大汗淋漓，全身的血灌入肌肉，隨時準備逃跑。而且，血液全部灌注在肌肉上，消化器官暫時處於靜止狀態。

然而，現代幾乎不再有遇到老虎或野獸的事。反而在無法適應團體生活或人際關係困難時，容易感到緊張不安。因此，氣質散漫的孩子在新學期見到陌生教室、陌生老師時，經常會說自己忐忑不安，或感覺像噎到一樣，還一邊喊著肚子痛。問題是每天都得要去學校。此外，如果第一步沒走好，壓力持續下去，身體化症狀會趨向慢性化。

開學症候群檢核表

其中四個以上的症狀持續二週以上的話，可懷疑為開學症候群。

項　目	勾　選
到了上學時間，卻待在廁所不出來	
常常說不想去學校	
常常說自己頭痛、肚子痛	
變得比平時更散漫	
頻頻為小事生氣	
孩子有氣無力	
吃不好，吃東西後又說消化不良	
出現突然眨眼等間歇性抽動症狀	
變得常常不耐煩	
問及學校的事就生氣	

▲開學症候群檢核表

請這樣協助有開學症候群的孩子

要克服開學症候群，減少適應過程中的壓力是關鍵。因此，日常生活中的父母角色很重要。請熟知有效克服開學症候群的技巧，運用於孩子身上。

1. 疏導孩子感受

請同理孩子的壓力。別一味搪塞討厭上學的孩子，應承認孩子的內心，予以同理。尤其，散漫孩子常有與同齡兒關係失敗的經驗，所以新學期交朋友時更為困難。冷靜傾聽孩子的感受，預先練習與同學攀談的情況也是很好的方法。

2. 練習規律的生活模式

急劇的生活模式變化會給孩子帶來壓力。請從新學期開始之前，按照學校的生活時間調整睡眠、吃飯、學習等生活模式。人的身體有一定的週期和節奏，學期前不規律的生活越早糾正，孩子的適應就越快。

3. 培養對學校生活的期待感

面對上學難受的孩子，最好不要經常問「作業做完了嗎？」「今天學了什麼？」之類讓人有負擔的問題。反之，父母可以常常談在與孩子同一時期曾有的經驗或當時的感受，培養孩子對於學校生活的期待感。

4.指導交友關係

安靜型ＡＤＨＤ傾向孩子在交新朋友時可能會承受龐大壓力。由於無法靜心聆聽，與其他孩子說話時漏拍，表現出不符合情況的無厘頭反應，所以被挖苦取笑。其實，可以反過來利用這種情形，告訴孩子可以幽默帶過或反轉情況的話語。在孩子的特性無法立即改變的情況下，故意反應慢一拍的有趣特質，可以讓周圍的人印象深刻，對於交友關係意外有所幫助。

專題

協助教室適應的十種方法

「心智工具」(the tools of the mind) 教程是以俄羅斯發展心理學家李夫·維高斯基 (Lev Semenovich Vygotsky) 之觀點為基礎的教育方法，重視營造孩子能夠自行學習和參與的學校環境，基本理念認為孩子在得到心理支持時，潛能會獲得最大化。

二〇〇七年阿黛爾·戴蒙德 (Adele Diamond) 和史蒂文·巴內特 (Steven Barnett) 利用心智工具教程，以一百四十七名五歲孩子為對象進行教育，結果發表於《科學》(*Science*) 期刊上。令人驚訝的是，比起學習標準教程的孩子，接受心智工具教程的孩子能力更出色，在工作記憶、抑制力、彈性方面的表現，取得兩倍以上的成果。甚至參與研究的教師們，主張要擴大心智工具教程，延長研究時間，拒絕既有的教育系統。

心智工具教程的核心為提升自我調節能力的四十種活動。例如，「與夥伴共讀」是兩人一組，依次輪流互相講繪本故事給對方聽的活動。老師給一個孩子嘴唇圖樣的舉牌，給另一個孩子耳朵圖樣的舉牌，告訴孩子：「耳朵的作用是聽，不是說；嘴唇的作用是說。」這樣的話，拿耳朵圖樣的孩子會向拿嘴唇圖樣的孩子詢問繪本內容。這個簡單的活動，可以培養孩子忍住不說話、在適當時機才說話的能力，懂得等候順序的能力，以及傾聽的能力。練習輪換角色幾個月之後，即使沒有圖樣，孩子也會知道要等待輪到自己。

心智工具教程的卓越成果是，只要改變教育方式，營造孩子自發參與的環境，就能直接引發孩子的行為變化。教程不僅能提高學業成就感，還能透過傾聽他人說話及幫助他人讓孩子獲得心理上的滿足感。這也可以讓我們思考現行學校系統需要什麼。

最近，隨著小學學習小組活動的比重逐漸增加，心智工具教程採用的基本原則再次得到關注。心智工具教程的基本原則如下：

1. 協助孩子運用執行功能[12]，挑戰更高階段。
2. 減少在教室的壓力。
3. 不該讓孩子感到丟臉。
4. 培養孩子的快樂和自豪感。
5. 採用親自嘗試的主動學習方法。
6. 配合每個孩子不同的發展速度。
7. 注重學業和品性發展。
8. 注重口語的語言表達。

12 譯註：執行功能（executive function）是人類高層次的認知功能，意指經由複雜的認知處理過程，讓我們能夠以靈活方式完成一系列有目的性行為（包括計畫／設定目標、資訊處理、控制衝動、維持注意力、調節情緒、彈性變化、解決問題等）之機制。

9. 讓孩子參與同學間的互教互學。

10. 構建社交技巧和社會聯繫。

從一般觀點來看，上列原則已很精闢。不過，從它們有助於自主性和運用符合孩子發展速度之執行功能這一點來看，更為養育散漫孩子的父母帶來啓示。心智工具教程不是透過天賦取得的成就，而是透過堅持不懈的反覆過程，讓孩子各自擁有的潛能發生變化，邁向卓越。針對孩子在學校生活中遇到的各式各樣問題，它提供了根本的解決方法。

孩子的學校適應準備清單

心智工具教程中提及的十項原則，是可供實際觀察孩子學校適應程度的良好標準：

1.協助孩子運用執行功能，挑戰更高階段

散漫孩子常有額葉功能不成熟的情況。在進行適當治療的同時，請孩子簡單整理學校生活中的規則，父母可以每週一次花時間親自檢查。如果孩子每週自己準備來自學校的課題，協助評估學習小組的課程活動，孩子會產生責任感，不會重複同樣的錯誤。

2.減少在教室的壓力

對散漫的孩子來說，常常覺得上學本身就很困難。特別是同儕關係不順的話，壓力更大，有必要確認孩子是否持續提到同學的名字。散漫孩子大部分會在持續與一個朋友維持友情時遇到困難，即使是小小的誤會導致關係疏遠，也經常找不到解決方法而獨自戰戰兢兢。

3.不該讓孩子感到丟臉

衝動性強的孩子很容易在課堂上遭到公開指責，如果問題反覆出現，孩子會因為標籤效果而表現出畏縮的樣子。此時，父母能做的是先站在孩子這一邊，區分孩子做錯的部分和不該讓孩子畏怯的部分，袒護孩子，不讓他的自尊心受損。必要時，最好向班導師充分說明孩子的特性，並附上專門機構的意見書，掌握指導方向。許多心理中心會運用「教師報告表」(teacher report form, TRF)，協助實現能夠反映孩子認知特性的指導。

4.培養孩子的快樂和自豪感

父母經常犯下的錯誤之一，就是把從學校生活得到的快樂只與學業成績做連結。孩子與同學們一起學習也會體驗到成就感，但請記得，休息時間與朋友們玩成一片的小小歡樂時光，孩子會從中感受到無比的快樂。

5.採用親自嘗試的主動學習方法

前文說過，追求新鮮事物和創意解決問題，是散漫孩子擁有的特殊潛能。散漫孩子討厭規則，對於想做的事，表現出比任何人都高的專注力，所以重要的是，透過學習小組活動或預習，預先告知參與課程的方式。要讓散漫孩子見林勝於見樹，在家預先掌握整體課程概要，對於提升學習動機助益甚大。

6.配合每個孩子不同的發展速度

注意力不足型孩子的小肌肉發展比同齡兒慢，做精巧動作時常常遇到困難。小肌肉發展遲緩的話，可能會反覆出現不擅體育活動或自我表現不熟練而導致自尊心低下的情況。請在家中協助孩子堅持不斷地培養運動協調能力、細微肌肉調節能力等。沿虛線剪紙、摺紙等基本美術活動，都有助於運動協調。

7.注重學業和品性發展

正如心智工具教程所強調的，聽的能力對於孩子的品性發展有重要作用。擅於聆聽的孩子當然會有更多機會揣摩朋友的內心。為了讓孩子更擅於聆聽朋友說話，行事得宜，在與孩子對話時，請使用精準講究的表達方式。

8.注重口語的語言表達

衝動性強的孩子，在情緒還沒有整理好的情況下，常常有不加思索就胡言亂語的情形。因為他們往往誤以為大聲說話或強辯是掌握形勢主導權的方法。更大的問題是，如果無法準確用言語表達自己的感受，就會被看成是平白無故說話引人誤會的孩子。因此，有必要確認和梳理孩子的表達是否真實反映孩子的感受。尤其，在母子關係中，由於性別差異，無法適當理解彼此的語氣和表達方式，有時還會發生意氣之爭。務必要與能夠理解男孩子語言表達意圖，可居中調解的爸爸一起商議問題，致力正視孩子的感受，這對學校生活也大有助益。

9. 讓孩子參與同學間的互教互學

散漫孩子習慣於被同學嘲笑或被老師指責，常有自尊心低落的情形。因此，有時在家擅長的事，到了學校卻做不好。請鼓勵孩子鼓起勇氣，讓孩子能夠有自信地把喜歡或擅長的事告訴同學。

10. 構建社交技巧和社會聯繫

脾氣好的孩子，往往被誤認為是社會性佳的孩子。然而，真正社會性佳的孩子，是在衝突發生時擅於調理的孩子。衝動性強的散漫孩子也容易與陌生人搭話，但很難維持關係。所以，學期初朋友很多，但隨著時間，朋友離去之事反覆發生。結果，散漫孩子得不到太多學習社交技巧的機會。社會性是富益富、貧益貧，因此，自托兒所時期在同齡關係上就有困難的孩子，衝突解決的能力往往不足，而從小社會性佳的孩子，與越來越多的朋友建立關係，逐漸累積解決衝突的經驗。

第一個向孩子展示衝突解決能力的人，不是別人，正是父母。父母實行的獎勵與處罰教養方式，成為孩子的問題解決標準。因此，在父母反覆暴力體罰之下長大的孩子，對朋友也表現出暴力性。不必要的體罰，在任何情況下都無助於培養孩子的社會性和解決衝突的能力。

學校生活是練習社會生活的地方

散漫孩子腦中總是充滿創意又獨特的想法和行為，所以自我主張多少較為強烈。學校生活，基本上可以說是與朋友相處，「學習如何調節情緒感受的時期」。也就是說，在學校的狀態，還很難表現出完整的社會性。所以，何謂社會性佳的孩子，有必要加以思考。

完全不跟同學吵架的孩子，就是社會性佳的孩子嗎？不是的。反而是即便與同學吵架，也會一邊聊天一邊化解情緒，或者在父母的協助下理解自己所面對的衝突狀況，這樣的孩子才是社會性佳的孩子。因此，散漫孩子具備創意的才能和潛能，只要溝通能力跟上，就能奠下獨享同齡朋友人氣的良好基礎。

被診斷為ＡＤＨＤ或亞斯伯格症候群時，父母往往大失所望，而把孩子的所有問題行為都歸咎於疾病。然而，疾病與孩子在學校生活中出現的問題原因未必一致。此外，如果把同齡孩子完全可能展現的正常模樣視為問題行為，以後孩子的自尊感也會大幅下降，所以必須特別注意。

提升學習智能的方法

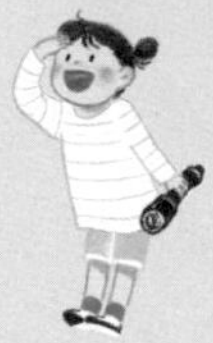

智恩是三十多歲的職場媽媽，七歲兒子賢宇在上小學之前，她帶兒子前往某中心接受智力測驗。雖然賢宇對美術或積木等很感興趣，但對於學習相關部分絲毫不感興趣。半期待半擔心之下，孩子接受測驗，然後等待結果。測驗結果顯示，賢宇的智商指數低於預期，不如同齡孩子。同時一起接受測驗的孩子，每個媽媽都分享了孩子的智商指數，惟有賢宇媽媽支支吾吾，不願意說出測驗結果。

孩子的低智商指數，是絕對的嗎？

許多媽媽經常詢問關於孩子智商指數的問題。尤其，常被問及的是智商指數不佳是否受遺傳影響，有時也會歸咎於孩子爸爸的智商指數。智商指數就是智力，是天生能力，改善智力是很困難的，所以很多人會擔心。

智力，顧名思義就是知識方面的能力。智力是學習、理解、計畫、解決問題的能力。不過，智力高低只是數值而已。人的大腦由互有不同功能的多個領域構成，而且人們生活在各式各樣的環境中，所以智力不是單純以高低來看，而是必須從諸多層面綜合掌握。

此外，智力是可能透過環境因素使之產生變化的能力。因此，與其為孩子的智商指數低而感到失望，不如探索能夠協助孩子的後天因素，這樣才是明智的因應之道。

智力可以後天提升

智力先天論者與智力環境論者之間的論戰迄今未歇。不過，透過此期間的各項研究，發現智力其實可以透過環境因素來提升。

紐約大學的約翰．普羅茨科（John Protzko）、約書亞．阿倫森（Joshua Aronson）、克蘭西．布萊爾（Clancy Blair）研究團隊為提升兒童智力，透過研發出的計畫建立「智力提升資料庫」（database of raising intelligence, DORI）。該資料庫只涵蓋一般、非臨床樣本的研究結果，排除具有特定臨床條件（以ADHD或智力障礙為對象的研究）樣本的研究案例。

研究組是以胎兒期到六歲大約四萬名兒童為對象，透過四種計畫成功提升智商指數。也就是說，智商指數可能在後天影響之下提升。

散漫孩子也能提升學習智力

《四扇門：引導走向快樂、自由和有意義的生活》（*The four doors: a guide to joy, freedom, and a meaningful life*）一書作者理查・保羅・伊凡斯（Richard Paul Evans）是安吉羅州立大學的副教授，也是特殊教育計畫的指導教授。他被診斷為ＡＤＨＤ和學習障礙，高中還曾自動退學。

他的書受到高度關注，內容是自身的經驗，盼為學習上遇到困難的學生、家人、教師帶來希望。作者認為，只要知道自己的長處為何、如何確立自尊感、必須用何種方式學習，就能充分發揮自己的潛能。

伊凡斯教授在書中說，自己從小反覆經歷失敗，受到同學嘲笑，自尊感很低。在學校無法好好聽從老師的指示，注意力方面也有問題。字常常寫反，或者記不起單詞，閱讀上也遇到困難。

但在五年級時，他收到來自同學們的珍貴禮物。平時單憑老師的說明，他還是無法理解的內容（例如，不是在「動詞」上畫圈，而是在「動作詞語」上畫圈），同學們用簡單的話語重新為他說明。從此，他的成績開始往上攀升。

對伊凡斯教授來說，解讀指示且遵從指示是極為困難的事，因此，發現新的學習方法無異於禮物。就這樣恢復自尊感的他，至今還在專注學習自己的長處與才能。

同樣地，散漫或衝動性強的孩子、動作遲鈍的孩子，大腦接受處理資訊的速度可能較慢，但並非無法學習。智力本質上是解決問題的能力、重新學習和適應環境的能力，所以如果找到適合孩子的學習方法，孩子就能發揮自己的潛能，帶來意想不到的禮物。

例如，若孩子必須直接看到表情或形象，才容易理解情況，利用視覺訊息的學習方法可能具有效果。但是，如果授課方式強迫採取現有學校或補習班使用的聆聽方式、艱澀表達，孩子的學習效率必然大幅下降，可能導致嚴重排斥學習而出現長期問題。

因此，按照孩子擅於處理視覺資訊或聽覺資訊，提供適當的學習方法，就能提升解決問題的能力，對於智商指數也會產生正面影響。

我們在生活中經歷各式各樣的失敗，這些都是成長的養分。孩子也一樣。父母的角色是協助孩子培養出應付困難，克服擺在自己面前之障礙物的能力。

視年齡提升學習智能的方法

比起憂心智商指數低，打造能夠提升孩子智商指數的環境更重要。在家庭中有所助益的方法是進行入學前的專注早期教育。

對於五歲以下的幼兒來說，互動式閱讀是最重要的。互動式閱讀，即父母和孩子共讀，同時向孩子提出開放式問題，鼓勵孩子思考答案，引導孩子對書產生興趣。研究結果顯示，這種共讀模式越早開始，效果越好，幼兒的智商指數可上升六分以上。

越是經常暴露在能夠互動的環境中，越有助於智商指數的提升。因此，反覆施行這類型態的教育，實際上會產生神經學方面的變化。在神經中完成的資訊時間點處理、運動計畫、依序資訊處理能力獲得提升，對學習不振或注意力散漫的孩子是具有效果的。

如前所述，智商指數並非智力的全部。原因在於，大部分的智力測驗皆以測定資訊和語彙程度為主。若要培養學習能力，更重要的是協調扮演大腦高速公路角色的白質神經束系統、增強大腦連結程度，以及提升整體認知功能、工作記憶和執行功能。

請這樣協助學習智能低的孩子

1. 去超市之前先核算價格

去超市之前，寫下要買的東西和價格，與孩子一起結算。如果孩子還不太會算加法，請一起做物品分類，在超市中讓孩子再次確認。

2.讓孩子查看博物館或遊樂園地圖

指導孩子看博物館或遊樂園地圖，然後自己去找。在孩子有足夠動力的狀態下，尋找地點可以成為發揮空間智能的有益遊戲。

3.玩象棋或西洋棋遊戲

請教孩子玩象棋或西洋棋。西洋棋的棋子是立體的，孩子們容易產生興趣；棋盤遊戲是象徵性的戰爭變形，不僅能夠激發空間智能，還可以提升抽象能力。尤其，西洋棋棋子的移動與結果預測能力不僅有助於因果關係推理能力，對於刺激視覺想像力更大有助益。大家都知道，西洋棋大師們擁有卓越的腦中視覺心像操作能力，以及特殊種類的視覺記憶力。

4.小學入學前，請讓孩子提前學好注音和數字

在小學入學前，熟悉作為學習基礎的注音或數字，對於學校學習大有助益。不過，比起增長學習所需的知識，更重要的是培養出能夠順利完成作業或給定課題所需的專注力。

5.練習居家學習時間

難以在課程上維持三十至四十分鐘專注力的孩子，比想像中多得多。再者，小學低年級孩子正處於額葉發展階段，能夠專注的時間平均為十五至二十分鐘左右。所以，請根據這些生物學上的發展時鐘來決定居家學習時間。例如，在吃晚飯前的二十分鐘裡，可以一邊閱讀有關菜餚、食材的書，

或告訴孩子動植物歷經什麼過程後端上餐桌，一邊向孩子說明世界萬物都是互相連結的。

如果想要提升短期專注力？

在充滿新事物的學校裡，全心專注在課堂上不是一件容易的事。因此，如果希望孩子能夠順利適應學校學習，那麼培養能夠持續專注在該做之事的能力（即專注力）是非常重要的。專注力很難在短時間內習得，不過，如果父母平時介入孩子的生活習慣，持續不斷製造專注經驗，孩子的專注力有可能向上提升。

1. 請掌握孩子的專注時間

為了培養專注力，父母必須掌握孩子能夠專注的時間有多長。尤其，隨孩子的發展年齡不同，能夠專注的時間也不一樣，因此應該避免一味強迫訂定時間。此時，請注意一點，孩子在進行喜愛的活動時（例如玩遊戲），不用掌握專注時間；當他進行無聊不想做、但卻該做的事情時，才要掌握專注時間。例如，六歲孩子專心看卡通一小時，並不能說是專注力高。因此，必須觀察的是，孩子在進行無關好惡且該做的事情上，能持續專注多久。

2.提出可以在約定時間內進行的課題

掌握了孩子的專注時間之後，請設定可以在時間內完成的課題，讓孩子體驗。課題與學習不相干也沒關係，也可以整理玩具、看繪本，或者陪弟弟妹妹玩。孩子完成課題後，請透過對話讓孩子試著分享在執行課題期間的心情感受或感想等，且務必費心檢查孩子執行課題的密度。

3.請逐漸拉長專注時間且給予獎勵

若是判斷孩子能夠透過訓練在特定時間內充分發揮專注力，請提高課題難度，拉長維持專注力的時間。此時重要的是，如果孩子比平時專注更長的時間，請以稱讚或讓孩子做想做的活動等獎勵方式來激勵孩子。階段性地拉長專注時間，對於孩子在學校上課或進行新的學習課題有莫大助益。請透過生活中就能實踐的專注力訓練，奠定孩子主動持續學習的基本素養。

專題

智力測驗方法與信度

全世界最廣泛使用的智力測驗是魏氏智力測驗。這項測驗不僅對於了解智力大有幫助，也有助於理解個人性格特點和解決問題方式。一般來說，滿七歲左右施行的魏氏智力測驗結果具有高信度，可以預測二十歲以後成人時期的智能。因此，在長達十二年的正規教育開始之際，接受智力測驗是掌握孩子強弱項的重要標準。

魏氏智力測驗根據不同的年齡，採用不同的測驗方式。魏氏兒童智力測驗適用於五歲至十五歲，另有最近更新的韓國魏氏兒童智力測驗，適用於六至十六歲。其中，魏氏兒童智力測驗可以檢視語文智商、作業智商、全量表智商指數，韓國魏氏兒童智力測驗則以「語文理解」、「知覺推理」、「工作記憶」、「處理速度」四大範疇來測定智商。

最常執行的韓國魏氏兒童智力測驗，測定的是現實生活中習得的知識，有助於確認平日孩子和朋友們之間的交談、語言概念等，說明孩子有效處理圖形設計（block design）或迷宮等認知資訊的智力潛能。

測驗取得的全量表智商指數，雖然是關於孩子「目前」認知功能的重要資訊，但別忘記了，它不是一成不變的分數，而在一定限度內仍可能發生變化。常有父母看到測驗結果後大受打擊，失望得睡不好。然而，測驗結果並非就此確定孩子的智力。最好將之理解為一張成績單，明確指出孩子現在有待完善的地方。

例如，憂鬱情緒偏高的孩子，可能難以充分發揮自己的潛能，從而表現出較低的全量表智商，但如果憂鬱情緒得到改善、與同齡兒或父母的關係得到改善，全量表智商指數就獲得改善的情況也很常見。

即使認真用功也拿不到好成績的話

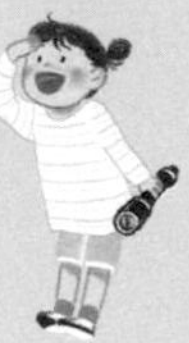

秀妍媽媽正為十一歲的女兒傷腦筋，秀妍在學校經常被孩子們取笑。秀妍看起來文靜沉穩，但其實常常不經意就違反校規細則，所以被同學們嘲笑、貼標籤：「秀妍原來是那樣的孩子。」三天前，她穿著室內鞋去操場，所以被叫到教務室，即使聽到七月起一定要穿夏季運動服的規定，還是一個人穿著長袖運動服從班上出來。看著秀妍若無其事地說著這些話，媽媽眼前一片茫然，不知道秀妍今後如何度過剩下的學校生活。而且，她總是很認真努力，作業也按時完成，但相較於學習花上的時間，成績總是很慘澹，所以孩子好像越來越畏縮，媽媽心裡很難受。該怎麼辦才好呢？

看似專注，為什麼一轉身就忘？

有的孩子上課態度好，學習認真，但成績不佳。像這樣學業成果不如付出的努力，孩子就算有學習意志，也會感到灰心喪氣，越來越沒有興趣學習。為什麼認真學習，卻拿不到好成績呢？

原因就是學習效率低。在學習過程中，大腦處理綜合資訊的速度比一般孩子慢，就算花了很多時間，實際理解或習得的資訊量也明顯較少。

孩子的學習效率與「工作記憶」(working memory) 密切相關。工作記憶指的是暫時記住必要資訊，隨後用在其他工作的能力。例如，用智慧型手機應用程式購物結帳時，簡訊收到「376950」之類的認證號碼。這時，暫且背下認證號碼，然後輸入智慧型手機的能力，就是「工作記憶」。顧名思義，這是進行特定作業時所需的記憶力。如果工作記憶差，在讀書或學習時，習得與處理連續資訊的速度緩慢，學習效率就會大幅下降。

記憶力在學習中非常重要。一般而言，「記憶力好」意即「長期記憶」(long-term memory) 能力佳。但是，為了輸入這種長期記憶，之前必須先有效輸入「短期記憶」(short-term memory)。惟有重複短期記憶，腦細胞之間的連結強化，才會形成長期記憶，這是學習的基本原理。而且，輸入這種短期記憶的第一步，正是工作記憶。

然而，工作記憶不是只和學習有關。與資訊輸入效率直接相關的能力，正是工作記憶。如果工作記憶有問題，剛剛才聽到的話也會忘記，只記得顛三倒四、毫不相干的內容。所以，與朋友們一起玩的時候，孩子無法掌握好遊戲規則，可能經歷「他總是說些無厘頭的話，像個傻瓜一樣」的負面反應。秀妍的例子也是如此，工作記憶差的孩子，可能無法顧好學校課業或穿著奇裝怪服而被嘲笑。嚴重的話，可能會被排除在社會活動之外。

提升學習效率的第一步

孩子認真用功，卻成績不好的話，與其一味拉長學習時間，不如協助孩子提升工作記憶。為了提升孩子的工作記憶，在家裡首先要實踐的是保障優質睡眠。因為在睡眠中，大腦神經細胞之間的連結網絡得到強化，短期記憶轉換為長期記憶，隨情況可以取出記憶加以運用的綜合記憶能力會提升。

與父母一起玩也能提升孩子的工作記憶。最具代表性的遊戲是「跟著一起說」。這是依序跟著父母說話的遊戲，不僅可以提高工作記憶，還能提升聽知覺能力和詞彙能力。一開始別用太長的句子，最好用三、四個單詞組成的短句。如果孩子能夠依序跟著唸，可以階段性地引導孩子跟著唸長句子。

如果順利完成了跟著一起說的練習，也可以讓孩子試試看做一些比較複雜的跑腿工作。孩子們喜歡與父母去超市，不妨把超市本身視為豐富的認知功能測試空間。透過快速尋找和記憶要買的東西，可以測試語言記憶的幅度；以尋找正確品項的遊戲形式進行採買，也可以培養語言範疇能力。

孩子的大腦處於「發展過程」，所以藉由如此簡單的生活習慣矯正和遊戲，也可以提升低落的工作記憶。因為孩子的學業成績差就斷定「我的孩子腦袋不好」或勉強拉長學習時間，會給孩子帶來壓力。相較於此，應該做的是協助孩子提升學習效率。

請這樣協助容易忘東忘西的孩子

1. 協助孩子睡好覺

幼兒期的快速動眼睡眠(rapid eye movement sleep, REM sleep)可以促進大腦發展。特別是四到七歲的孩子，一般認為他們的快速動眼睡眠比例占整體睡眠的40%。快速動眼睡眠期間，孩子會將白天接觸的新資訊與既有知識相對照，重新建立關聯。睡覺時，殘舊知識會被拋棄，與新知密切相關的知識則記憶更深刻。睡眠對於提升孩子的記憶力助益甚大。

如果孩子的房間在晚上也很亮，請拉上遮光窗簾；如果床被不舒服而翻來覆去，請更換床具。請協助孩子在晚上十點前入睡，至少好好睡足八小時。

2.讓孩子共同參與超市採買

請向孩子指派任務，先去超市，請他把至少五種商品放進購物車。請適當混合蔬菜、泡麵等日常品項，以及洗衣劑、調味料等有點抽象的品項。

3.問問孩子每天學校提供的午餐菜色如何

學校的午餐時間是每日重複的活動。請問問孩子午餐吃了什麼或相關日常生活，對此進行交談。最好將談話或狀況都一起記憶下來。

4.玩詞語接龍遊戲

請與孩子玩詞語接龍遊戲。例如，現在來說「昆蟲」名稱，孩子與父母就輪流說出昆蟲的名字。這裡重要的是，說出昆蟲名稱後，一定還要說出前面提到的昆蟲名稱，再加上新的名字。例如，若是孩子先說「蜻蜓」，父母接著說「蜻蜓、蚱蜢」，然後孩子再接著說「蜻蜓、蚱蜢、螳螂」，請最大限度累增能夠背誦的名字。

5.利用記憶力訓練應用程式

利用容易接觸到的簡單記憶力訓練程式，也會有所助益。「N-Back」測驗最為普遍，提供了各種視聽覺資訊，資訊消失後，請記住它們，提交正確答案。資訊有分層級，要記住的內容會越來越難，孩子會像玩遊戲一樣感到有趣，進而提升工作記憶。

總愛欺負同學的孩子

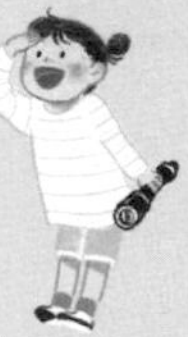

六歲的時動對同學有不當的過激言行，父母非常擔心他在托兒所交不到朋友。一開始，雖然兒子比較淘氣，不過他們以為那是男孩自然的行為，不太擔心。但今年換班後，兒子開始向同學吐口水或抹鼻涕，惡作劇程度越來越嚴重，老師與其他家長也把孩子的行為視為問題，他們才意識到嚴重性。

出於擔心，他們聆聽孩子怎麼說。兒子表示自己想與同學打成一片，所以接近他們，但同學不太與他一起玩，只是捉弄他，所以他很生氣。他的過激行為並非惡意。當孩子覺得自己內心的想法無法好好表達出來時，就會覺得懊惱。

使人受傷又讓自己受傷的孩子們

注意力不足又難以調節衝動的孩子，在日常生活中會遭遇各種困難。與眾不同的行為和性格，導致他們常常聽到朋友或周圍人們的負面言語。與同齡兒相比，時動的說話表達幼稚不懂事，媽媽也很擔心他會被朋友排擠。

如前所述，散漫的孩子一生聽到的負面言語，比普通孩子多二萬次以上，自然會對負面言語特別敏感。聽到朋友、老師、家人別無意圖吐出的話語，他們也很容易受傷，自尊心可能下降。若是從最信任依賴的父母口中聽見負面話語，傷害更大。特別是男孩子在幼稚園、托兒所或學校做出衝動行為，不僅影響交友，在與老師的關係、學習等方面，經常也會遇到困難。

因此，養育散漫孩子的父母，為了了解孩子在學校是否遭遇未知問題，首先要做的往往是站在孩子這一方，聆聽孩子說話。孩子不可能只說好話。即使孩子做出過激行為，但若無特別問題，就別反應過度，減少關注也是好方法。反之，當孩子做出適當言行時，請大大給予稱讚和獎勵，這在矯正行為方面可以取得正面效果。此外，如果孩子所屬的教育機構也採行同樣的做法，效果會加倍。

散漫孩子獨特的表達方式

散漫孩子由於具有特別的大腦構造和思考方式，不容易整理混在腦中的各種想法或衝動。可以說，他們所處的混亂情況相當於多臺電視同時播放不同節目一樣。因此，常有無法說出或做出必要言行的情況，與父母、老師、同齡孩子的溝通就遇到困難。

實務上，八歲賢宇的母親曾向我尋求諮商。賢宇在換座位的第一天，向鄰座同學說：「我好討厭換座位！」接著發生爭吵，以致班導師打電話來。但聽完孩子訴說原委之後，才知道他的意思不是討厭坐在隔壁的孩子，而是討厭換座位的過程本身。

那樣的事不只一、兩次。有一天，賢宇和媽媽一起開心看電影，離開電影院時卻突然說：「看電影真煩。」媽媽詢問理由，賢宇說電影本身很有趣，和媽媽一起看電影也很棒，但等待下一集的情況很煩人。母親露出苦笑說，就像這樣，孩子在家裡也常常沒有確切說出必要的話語，總是發生誤會。在家裡可以傾聽孩子說話、詢問理由，再用正確的話語更正，但如果是與朋友發生衝突，往往要代替被誤解的孩子道歉，重新說明讓孩子理解。不過，賢宇的母親吐露困難，表示這樣做也是有限的。

被誤解為注意力不足的孩子

從時動或賢宇的例子可以發現，孩子在溝通上有困難，是由於抑制不必要衝動、做出合宜言行時需要的注意力不足所致。注意力由大腦額葉掌管，散漫孩子先天性額葉領域不活躍，所以掌握情況的能力低下，而且不擅溝通。不僅無法好好說出該說的話，不該說的話又任意脫口而出，造成尷尬窘況。

為了提升溝通能力，必須強化額葉功能，改善注意力。在來來往往的對話中，無數言語、表情、周遭環境等各種刺激和衝動混雜，此時需要的是專注於核心的練習。

在家中最簡易好用的方法是「自我表達訓練」，協助孩子自己整理腦中錯綜複雜的想法，發揮注意力，用合宜的話語來表達。雖然一開始不容易，但在父母協助下分階段訓練，可以期待溝通能力的提升。

請這樣協助表達有別於意圖的孩子

第一階段：讓孩子敞開自我表達和行為

自我表達訓練的第一階段是不抑制孩子的表達和行為。常因表現問題而溝通失敗的孩子，不知不覺受到心靈創傷，很多時候不喜歡表達自己的想法或感覺。重要的是，營造孩子在父母面前不管什麼都可以盡情表達的氛圍。

第二階段：練習具體表達想法

幫助孩子將腦中浮現的想法視覺化。不是用完美句子，而是用簡短單詞來表達也沒關係。用文字表達有困難，也可以用圖畫自由排列想法。這裡最重要的一點，是協助孩子將鮮明概念用準確的單詞連接起來。

第三階段：透過文字或圖畫進行對話

與孩子一起看著他們自由表達的文字或圖畫，協助孩子說出他是怎麼想的才會如此表達。透過充分對話，掌握孩子真正想說的是什麼，此一過程是必要的。通常，許多孩子不容易掌握自己想要的東西和朋友說話的意圖。因此，重要的是，練習在孩子散漫的表達中，刪除不必要的內容，再整理成一個句子，然後一起讀讀看。

第四階段：用一句話來表達

自我表達訓練的最終目標是讓孩子自己整理想表達的內容，用精煉的語句說出來。以此為目標，分階段堅持不懈地進行整理和表達自己想法的訓練，將對改善孩子的注意力和提升溝通能力大有助益。

有智慧地紓解暴力傾向

滿九歲左右，男孩子長高、力氣變大，開始與媽媽對抗。在此之前，必須用有智慧的方式紓解孩子的暴力傾向。為了讓孩子能夠充分釋放能量，應增加戶外活動或運動時間，教導孩子在情緒上承受壓力或生氣時，以適當的方式消解。

若是難以調適壓力的孩子，推薦方法是學習打鼓之類的打擊樂器，或者與父母一起將浸溼的衛生紙用力扔到廁所牆壁上。尤其，將溼衛生紙扔到牆上的遊戲，既可消解壓抑的情緒，又安全不花大錢。適當指導孩子玩完之後的清理工作，也有助於舒緩壓力。

專題

若要客觀了解孩子的社會性

如果孩子在學校生活遭遇困難，社會成熟量表（social maturity scale, SMS）助益甚大。這項測驗從幼兒期就可以進行，有助於掌握孩子的溝通能力、自我管理、社會化指數。此外，它還能確認與同齡孩子的社會性發展差距，也可以用來掌握溝通方法、語句表達經常出現的錯誤。不過，由於測驗是以父母提供的受測者問卷資料來完成評估，測驗結果可能會隨父母對孩子的期待水準而有過度高估或低估的情形，這一點為其侷限。

專注力差而總是分心做其他事的孩子

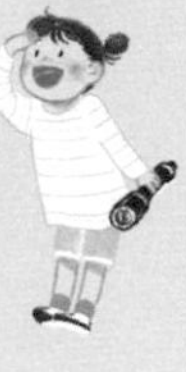

慧妍明年上小學，媽媽每天早上都要與孩子打一場仗——因為孩子無法專注於一件事，總是分心做其他事，光是餵早餐和刷牙就要一小時。剛開始會想「孩子都是那樣」而不當一回事，但孩子散漫的情形日益嚴重。最近教她簡單的字或看喜歡的繪本時，孩子也完全無法專心。看著孩子這樣，媽媽煩惱著：「明年入學，她能好好學習嗎？」

注意力、專注力也有分類

很多父母擔心孩子的專注力，畢竟孩子的散漫與學習密切相關。事實上，只要是孩子，都會表現出散漫的傾向。但是，如果孩子並非偶爾無法專注於特定事情，而是整體生活表現出散漫的樣子，必須確認其理由。

如果孩子在整體生活上無法專注，可能是負責認知功能、執行能力、抑制衝動功能的額葉功能低下。在這種情況，無法專注的領域可能會逐漸擴大。如果額葉功能下降，「專注」本身遇到困難，即使在原本感興趣的領域，也很容易失去興趣，變得散漫。

學習無法專注的孩子常常被放任不管，認為他只是對於特定科目或領域缺乏興趣。也有很多父母認為，只要讓孩子對特定領域產生興趣，情況就會好轉。當然，這可能單純只是興趣問題，但也有可能是孩子的額葉在功能上處於「無法專注」的狀態。所以，必須留意觀察孩子處於何種狀態。

視知覺能力決定孩子的專注力？

額葉功能無法正常發展的孩子，多有視知覺能力低下的情況。視知覺能力不是單純透過眼睛看事物的視覺，而是意指將視覺刺激與自己的經驗或從其他感覺器官得到的資訊綜合連結，加以理解且做出行動的能力。這種視知覺能力與專注力關係深厚。

如果視知覺能力不足，很難有效處理當下情況所需的視覺資訊。不僅如此，由於無法好好控制當前所需執行事項以外的周遭視覺刺激，從而變得散漫，難以專注於執行課題。當然，專注力是靠著多方面的認知功能協調作用。但是，人們接收的資訊，大部分是透過視覺傳入，所以視知覺能力必然會對專注力起決定性作用。

請這樣協助視知覺能力低下的孩子

1. 分階段讀書

要提升專注力，平時在家就要訓練。在家中最容易執行的代表性視知覺能力提升訓練，就是與父母一起進行「分階段讀書法」。通常，視知覺能力發展不足而專注力低下的孩子，會覺得讀書很難、很痛苦。孩子表現出閱讀困難時，第一階段是父母陪伴在旁，唸書給孩子聽，協助孩子對讀書稍微產生興趣。

之後，若孩子對讀書有一點興趣，建議從漫畫或圖多的書開始讀。判斷孩子對於讀書的排斥感在某種程度上已經消失時，再慢慢給孩子讀文字量大的書。孩子習慣了持續接收、處理視覺資訊，專注力自然會提升。

2.玩拼圖遊戲

除了讀書活動，拼圖等包含多樣視覺資訊的遊戲，也很適合同時進行。若專注力不足，一開始很難完成拼圖，這時為了不讓孩子感到負擔，從相同形狀、顏色、大小的拼圖分類開始一起練習，也是很有效的做法。

訓練時要注意，即使孩子持續做出散漫行為，也別用催促或命令的口吻說話。孩子可以透過訓練產生明顯變化，但變化速度可能無法像父母想的一樣快。與其從一開始就設定遠大目標，不如在訓練中注意觀察孩子的日常生活，稍微表現出一點變化就給予鼓勵和稱讚，這樣的態度是必要的。

3.營造安靜的環境

最好讓孩子結交安靜沉著的朋友，性格上會潛移默化。電視、電腦、智慧型手機等，教導孩子那是學習的獎勵，每次學習之後才能玩。也可以備好書櫃等空間，讓孩子把東西整理好。

4.用適當方法管理孩子的作業

請孩子在學校一定要把作業記在聯絡簿上，回家寫下作業的優先順序。寫作業約二十至三十分鐘左右，就讓孩子休息。散漫孩子很難長時間專注，建議以孩子最大限度能夠專注的時間來度量，別超過五分鐘以上。作業完成之後，立即獎勵，並請孩子把作業收入書包。作業繳交後再拿回來時，務必檢查老師有確認過。

5. 檢視稱讚與處罰

重要的是，多關注孩子的良好行為勝於錯誤行為，並即時反饋。請謹記，父母的權威不是有賴嚴格的態度，而是在適當情況下即時稱讚所形成。

處罰只在行為明確背離標準時才進行。該標準必須是孩子充分理解的標準，必要時最好將處罰標準條列貼在餐桌上。一般在實際生活中，常會因孩子表現不佳（例如不專心寫作業或弄亂房間）或責任所在模糊的問題狀況進行處罰。但在這種時候，孩子可能無法掌握明確規範，判斷上會遇到困難。處罰標準應該具體，不能有爭議的餘地。例如，「外出回家，五分鐘內一定要用肥皂洗手」像這樣訂定限制時間，具體指示「用肥皂洗手」，才能防止不必要的情感消耗。

6.指示衝動性強的孩子遵守規則

請關掉電視或遊戲，在安靜狀態下直視孩子的眼睛，明確做出指示。然後請孩子將簡單具體的指示內容「大聲說出來」，再讓孩子知道自己的錯誤行為。訂下坐著吃飯、在公廁要排隊、不搶朋友的玩具等孩子無法好好遵守的規則，若孩子確實遵守，請給予稱讚，同時說明規則或紀律的重要性。

7.別期待一次改正，請堅持不懈地管理

孩子的行為，不會因為一次稱讚或責備而有戲劇性的變化。孩子必須經由反覆稱讚與管教才會改變，透過反覆試誤才能得到成功經驗。為了矯正孩子的行為，通常需要兩個月左右的時間。請記住，有鑑於錯誤習慣養成的時間不算短，若要重新消除錯誤習慣，當然需要更多時間。

學習速度過於緩慢的孩子

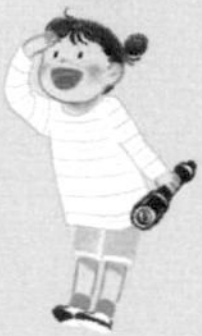

十歲的宗勳坐在書桌前認真用功的時間比任何人都長，但學習成果不盡理想，宗勳的父母很心疼孩子。宗勳比任何人都主動，比任何人都認真，但考試結果一出來後，總是垂頭喪氣。見他這模樣，父母十分煩惱。

你到底像誰才會這樣？

父母最關心的事情之一，就是孩子的學習。孩子開始學說話、熟悉簡單的文字或數字、進入幼稚園或學校展開基礎「學習」時，父母對於自己的兒女與同齡孩子表現的差異會比較敏感。

因此，如果覺得孩子的學習能力下降或落後同齡兒，就會羨慕其他學業表現佳的孩子。「他家孩子怎麼腦袋那麼聰明？」「我家孩子到底像誰才會這樣？」有這種想法也是人之常情。之所以這麼想，原因在於大部分的父母認為孩子的學業表現與「智力」有關。孩子的學習真的只是智力問題嗎？

孩子的學業成果，不僅僅是智力問題

當然，孩子的智力對學習的影響相當大。因為智商越高，越容易理解學習內容，背誦或活用學習內容也越輕而易舉。尤其是在學習難度不高、學習所需時間不多的學齡前或小學低年級時期，更是如此。

然而，孩子的學習成果差異，不能單純斷定為智力問題。年級升上去後，學習難度也會提高。從此之後，單憑智力無法在學習表現上取得成果。

與智力同等重要的是，在既定學習時間內具有一定密度的學習能力。簡單來說，無論頭腦多好，只要是維持學習的時間明顯短暫或無法好好專注的孩子，很難取得良好的學業成果。實際上，直到高年級為止，維持良好學業成果的孩子會「有效」使用學習時間，發揮高度專注力，達成高效學習。

注意力的三種核心要素左右學業成果

要孩子發揮高度專注力，必要的前提條件正是「注意力」。所謂的注意力，就是在執行特定課題時，為有效發揮專注力所需的大腦認知能力系統，仰賴自我調節能力、選擇性注意力、持續性注意力來達成，是學習中絕對不能忽視的重要因素。

這裡，核心要素即自我調節能力。自我調節能力是類似「耐心」的能力，即使對於課題的興趣下降，也會為了獲得想要的結果而堅持忍耐。這種自我調節能力是控制妨礙專注的想法或外部刺激，在一定時間內必須完成課題時，判斷如何有效進行的原動力。

除了自我調節能力之外，選擇性注意力和持續性注意力也是必要的。選擇性注意力指的是在各式視覺、聽覺、感覺刺激中，只篩選出當前課題所需刺激且專注其中的能力。也就是說，學習時會排除不必要的刺激，只注意書本視覺資訊的能力。持續性注意力也是必要能力。持續性注意力指的是持續注意選定之處所需的能力，這項能力不足的話，專注於單一課題的能力就會下降。

學習效率是綜合性的注意力，即在自我調節能力、選擇性注意力、持續性注意力相互協調時才會提升。因此，如果孩子學習有問題，應擺脫單純是智力問題的想法，協助孩子培養注意力。請確認孩子注意特定目標的時間，透過反覆訓練，協助孩子逐漸拉長時間。

配合情況轉換心情的能力很重要

有如啟動開關一樣，變換情緒的情緒轉換能力也與專注力有密切關係。擁有這種能力的孩子們，懂得配合課題或情況改變自己的心情，所以更容易專注。舉例來說，在體育課上盡情蹦蹦跳跳玩耍，但在下一堂數學課上能夠沉穩地整理好情緒的能力，正是情緒轉換能力。

散漫的孩子從興奮心情鎮定下來到專注於課堂，需要很長的時間。原因在於，他們將相對重要的事情、必須先做的事情賦予優先順位的能力不足。然而，愛看漫畫而沉迷其中的孩子、整天埋首於愛書中的孩子、投入遊戲好幾個小時的孩子，不能就此判斷他們的專注力強。這只不過是單純的嗜好或偏好。重要的是能為明確目的而全心投入的能力。即使是討厭和困難的事情，也會想起目標，激勵自己專注的能力，這就是以自我調節能力為基礎的專注力。

游泳選手朴泰桓參加國際大賽時，「朴泰桓耳機」這個檢索詞一定會登上入口網站的人氣排行榜。不過，朴泰桓選手使用耳機不是為了耍帥。在嘈雜的比賽場地安靜聽音樂，這是他緩解緊張，尋求內心平靜的工具。朴泰桓選手在中學三年級時參加二〇〇四年雅典奧運會，由於出發犯規而痛失比賽資格，無法展現實力。後來接受精神強化訓練之後，知道透過音樂平靜內心的方法很適合自己。

同樣地，在比賽中嚼口香糖的棒球選手、舉重教練一邊高聲吆喝一邊用雙手拍選手臉頰的行為，都可算是為了緩解緊張所做的努力。像這樣從比賽之前到比賽開始，為了維持情緒安定而建立的動作，稱為「例行動作」或「自動化過程」。

心理專家建議選手整理賽前準備過程中最熟悉的模式，堅持不懈讓身體熟悉該動作，目的是重複好心情的習慣而得以保持平常心。

朴泰桓選手的例行動作如下。在等候室原地跳，用耳機聽音樂後，簡單做伸展運動，脫掉上衣，最後放下耳機。完成該例行動作後，為取得最佳成果的一切都準備就緒。

即將參加大學入學考試的學生使用平時書寫的文具，重複讓自己感到舒適的行為直到熟悉為止，也是基於這種效果。因此，為了減少散漫，提升情緒轉換能力和自我調節能力，告訴孩子合適的轉換例行動作也會有所助益。

請這樣協助專注力低下的孩子

1.請建立休息時間結束後在課堂上保持專注的例行動作

請告訴孩子依序反覆下列行為：如果聽見休息時間結束的鐘聲，坐回座位，拍一下手，然後手握鉛筆，這樣做是為了讓自己專注於課堂。

2.若有排便困擾，讓孩子每次休息時間都去一趟廁所

有的孩子在上課時間常常想去上廁所。請檢查是否有泌尿科問題，同時休息時間一定要讓孩子上廁所。有時，孩子會擔心上廁所被嘲笑而感到不安，所以也要仔細觀察同儕群體的氛圍。

3.上學前要做的事情也請建立例行動作

不僅學校生活，最好準備上學之前也能建立例行動作。例如，早上起床，確認該帶的物品清單，吃完飯後去上學，每一件事的順序都訂好。此時重要的是，一、二年級的孩子需要父母反覆協助，慢慢養成習慣；三年級以上的孩子，則讓他自己一一檢查。如果一、二年級時，孩子無法養成自己決定的習慣，到了高年級，父母和子女之間持續消耗情感的機率會偏高。學校生活不是父母幫忙處理，而是孩子自己要檢查準備的；東西沒準備好而受損，這是孩子自己的責任，父母必須培養孩子具有這種意識。

結語

對於孩子來說，父母是神一般的存在

埃及有句俗語說：「神不可能在所有地方，所以造了母親。」對孩子來說，父母是神一般的重大存在。如果父母把孩子的問題單純只視為問題，孩子的生活會是如何？

孩子們要遵守的規則，大部分是大人訂定的。因此，為了讓孩子適應世界，順利熟悉規則，父母的協助是最重要的。原因在於，父母是最了解孩子特性，唯一能夠幫助孩子探究問題原因到底的人。孩子的天生氣質需要加上父母的協助，孩子才能走向世界。適當調整孩子的氣質，提升孩子的自尊感，讓孩子能夠勇敢迎向周遭世界，最重要的推手就是父母。

請給予鼓勵和稱讚

養育散漫孩子的父母，只要孩子稍微不注意，就經常想要加以管束和批評。光說「噓」、「停下來」、「安靜」之類的話，只會讓孩子覺得難過。所以，父母必須更費心給予鼓勵和稱讚。與其將孩子的行為視為問題，不如隨時謹記孩子行為背後的潛能。

請了解孩子的潛能，打造相應的環境。當然，一整天與唸了兩、三次還是無法好好專心的孩子打交道，不是一件容易的事。總要反覆耳提面命，直到聽懂為止，即使告訴孩子收集足夠的稱讚貼紙就買給他想要的玩具，也往往只是一時奏效。有時，父母的耐心消磨殆盡，大發雷霆結束一天。但育兒是一場馬拉松。究竟父母關注的是潛能，還是問題行為，都會影響與孩子的關係和態度。

請記住，好老師、經驗豐富的心理諮商師、溫暖的鄰居都對孩子的成長有正面影響，但最終能夠一直堅信自己孩子的可能性，等待孩子長大成人的人，在這世界上惟有父母而已。

參考書目

蓋瑞・馬庫斯（Gary Marcus），《心靈的誕生》（*The birth of the mind*），Basic Books，2004。

金泳熏（김영훈），《大腦性格決定孩子的人生》（두뇌성격이 아이 인생을 결정한다），Idamedia，2013。

邁克爾・加扎尼加（Michael S. Gazzaniga），《誰說了算？》（*Who's in charge?*），Ingram，2012。

成泰勳（성태훈），《綜合心理評估報告製作方法》，Hagjisa，2011。

史考特・巴瑞・考夫曼（Scott Barry Kaufman），《絕非天賦》（*Ungifted*），Ingram，2013。

史提夫·佩利（Steve J. Paley），《發明的藝術》（*The art of invention*），Prometheus，2010。

申敏燮（신민섭）、金恩靜（김은정）、金智英（김지영），《兒童·青少年羅夏克墨漬測驗的理論與實際》（아동·청소년 로샤의 이론과 실제），Hagjisa，2007。

李友敬（이우경），《SCT語句完成測驗的理解與運用》（SCT문장완성검사의 이해와 활용），Hagjisa，2018。

約翰·麥迪納（John Medina），《大腦當家》（*Brain rules*），遠流，2017。

查爾斯·韋納（Charles Wenar）、派翠西亞·凱里格（Patricia Kerig），《發展心理學》（*Developmental psychology*），McGraw-Hill，2000。

陶德·羅斯（L. Todd Rose），《終結平庸》（*The end of average*），先覺，

2017。

霍華德・加德納（Howard Gardner），《智能的結構》（*Frames of mind*），Basic Books，1983。

黃俊成（황준성）、洪周英（홍주영），《孩子的情緒智能》（아이의 정서지능），EBS，2012。

洪剛義（홍강의），《小兒精神醫學：以第五版精神障礙診斷與統計手冊為準重新改寫》（DSM-5에 준하여 새롭게 쓴 소아정신의학），Hagjisa，2014。

國家圖書館出版品預行編目資料

我家的散漫孩子是創造力隊長：用認知科學讀懂孩子內心、改變生活習慣、提升學習成就感、培養獨一無二的優勢／李瑟基著，賴姵瑜譯. ——初版一刷. ——臺北市：三民，2022

面；　公分. ——（LIFE）

譯自：산만한 아이의 특별한 잠재력: 뇌과학이 알려주는 ADHD 아이 크게 키우는 법

ISBN 978-957-14-7459-5（平裝）

1. 注意力缺失 2. 過動症 3. 過動兒 4. 親職教育

415.9894　　111007302

[life]

我家的散漫孩子是創造力隊長：

用認知科學讀懂孩子內心、改變生活習慣、提升學習成就感、培養獨一無二的優勢

作　　者｜李瑟基
譯　　者｜賴姵瑜
責任編輯｜翁英傑
美術設計｜張長蓉

發 行 人｜劉振強
出 版 者｜三民書局股份有限公司
地　　址｜臺北市復興北路 386 號 (復北門市)
　　　　　臺北市重慶南路一段 61 號 (重南門市)
電　　話｜(02)25006600
網　　址｜三民網路書店 https://www.sanmin.com.tw

出版日期｜初版一刷 2022 年 6 月
書籍編號｜S521190
I S B N｜978-957-14-7459-5

三民書局